Constanze Schäfer
Psychopharmaka

Constanze Schäfer

Psychopharmaka

Schulung für Pflegekräfte

Dr. Constanze Schäfer MHA, Mülheim

2., aktualisierte und erweiterte Auflage

Mit 14 Abbildungen und 7 Tabellen

Online PLUS

PowerPoint-Präsentation und Vortragstext
unter www.Online-PlusBase.de

Deutscher
Apotheker Verlag

Zuschriften an
lektorat@dav-medien.de

Anschrift des Autors
Dr. Constanze Schäfer MHA
Wrangelstr. 17a
45472 Mülheim
E-Mail: c.schaefer@aknr.de

Um die Lesbarkeit des Buches zu verbessern, verzichten wir auf die gleichzeitige Nennung männlicher und weiblicher Sprachformen. Alle personenbezogenen Begriffe beziehen sich unterschiedslos auf Menschen jeden Geschlechts.

Die PowerPoint-Präsentation und andere Dateien finden Sie zum Download auf www.Online-PlusBase.de im Bereich Pflege. Für den Zugang benötigen Sie eine E-Mail-Adresse und dieses Buch.

Alle Links zu externen Inhalten wurden zum Zeitpunkt der Drucklegung gewissenhaft überprüft. Wir bitten jedoch um Ihr Verständnis, dass der Deutsche Apotheker Verlag keinen Einfluss auf die dauerhafte Verfügbarkeit externer online-Ressourcen hat und demzufolge keinen zeitlich unbegrenzten Zugang zu diesen Inhalten gewährleisten kann!

Bibliografische Information der Deutschen Nationalbibliothek
Die Deutsche Nationalbibliothek verzeichnet diese Publikation in der Deutschen National-bibliografie; detaillierte bibliografische Daten sind im Internet unter https://portal.dnb.de abrufbar.

2., überarbeitete und erweiterte Auflage 2025
ISBN 978-3-7692-8480-5

Maybachstraße 8, 70469 Stuttgart
www.deutscher-apotheker-verlag.de
Printed in Germany

Grafiken: GRAFIK Ruth Hammelehle, Bad Boll
Druck und Bindung: 1A Media GmbH, Stuttgart
Umschlagabbildung: juanjo/stock.adobe.com
Umschlaggestaltung: deblik, Berlin

FSC www.fsc.org MIX Papier | Fördert gute Waldnutzung FSC® C109521

Druckprodukt CO₂ kompensiert klima-druck.de ID-Nr. 24188608 VDM+

Inhaltsverzeichnis

Einleitung

Das Spektrum an psychischen Erkrankungen reicht von Depressionen, Schlafstörungen und Parkinson über Epilepsie und Demenz bis zum Delir. Auch wenn die Erkrankungen auf den ersten Blick unterschiedlich sind, so liegt die Ursache für die jeweiligen Symptome in Störungen des Neurotransmittergleichgewichts im Gehirn. Deshalb werden viele der unter dem Begriff Psychopharmaka zusammengefassten Arzneimittelgruppen und Wirkstoffe meist bei mehreren psychischen Erkrankungen eingesetzt. Die Präsentation bietet eine Orientierung anhand typischer Symptome bezüglich der Krankheitsbilder und informiert über Wirkungen und Nebenwirkungen sowie wichtige Wechselwirkungen und Besonderheiten des breiten Wirkstoffangebots. Ein Farbleitsystem führt durch die verschiedenen Arzneimittelklassen. Die Inhalte dieser aktualisierten 2. Auflage sind an die aktuellen Leitlinien angepasst.

Hinweise zu Präsentation und Vortragstext

Die Präsentation finden Sie im Downloadbereich auf www.Online-PlusBase.de im Bereich „Pflege". Sie beinhaltet einen eigenen Vortragstext. Dieser ist als Vorschlag gedacht, der Ihnen Hilfestellung bei der Erarbeitung bzw. Vorstellung des Themas geben soll. Den Vortragstext finden Sie in der Präsentation in der Ansicht Notizenseite der jeweiligen Folie. Hier können Sie auch den Text Ihren Bedürfnissen anpassen. Zum Ausdrucken nutzen Sie die Druckoption „Notizenseiten". Möchten Sie keine Änderungen am Vortragstext vornehmen, finden Sie den mitgelieferten Vorschlag hier im Buch und zusätzlich im PDF-Format.

Sollten die Inhalte von einzelnen Folien für die jeweilige Einrichtung nicht relevant sein, können Sie diese über das Kontextmenü der rechten Maustaste ausblenden.

Benutzerhinweise

Der Vortrag für Pflegekräfte „Psychopharmaka", besteht aus 37 PowerPoint-Folien inkl. Vortragstext.
Die Inhalte dieses Werkes sind urheberrechtlich geschützt und dienen ausschließlich dem Zweck der Vorführung. Jede sonstige öffentliche Zugänglichmachung, z. B. im Internet, in einem Intranet oder eine Weitergabe an Dritte, ist nicht gestattet.

PowerPoint-Präsentation

Die PowerPoint-Präsentation können Sie entweder mithilfe eines Beamers oder – bei kleinerem Teilnehmerkreis – direkt auf einem PC-/Laptop-Bildschirm oder Tablet präsentieren. Sie können die Präsentation entweder direkt vorführen oder nach Belieben ändern und ergänzen, um so den Vortrag Ihren Bedürfnissen anzupassen.

Bitte beachten Sie, dass Sie zur Bearbeitung der Präsentation eine lizenzierte Version von PowerPoint benötigen.

Online-PlusBase

Die PowerPoint-Präsentation finden Sie zum Download auf Online-PlusBase, im Bereich „Pflege". Zum Öffnen der PDF-Dateien benötigt man einen PDF-Reader.

Zum Download der Inhalte gehen Sie auf www.Online-PlusBase.de. Sie benötigen Ihre E-Mail-Adresse, um sich zu registrieren, und dieses Buch, um die Zugangsfragen beantworten zu können.

Vortragstexte

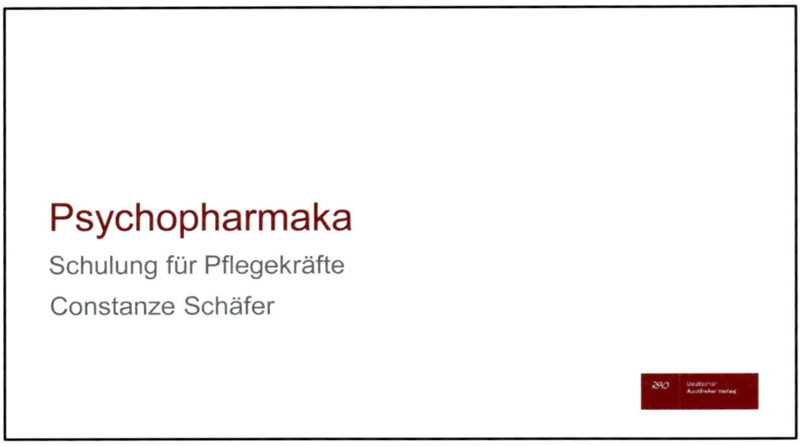

Inhaltsverzeichnis:

Psychopharmaka
Inhalt

- Einführung in Erkrankungen und Arzneimittelgruppen sowie biochemische und pharmakologische Grundlagen
- Verschiedene psychische und neurologische Erkrankungen (Delir, Depressionen, Schizophrenie, Schlafstörungen, Demenz, Parkinson, Epilepsie), deren Therapie sowie wichtige UAW
- Zusammenfassung

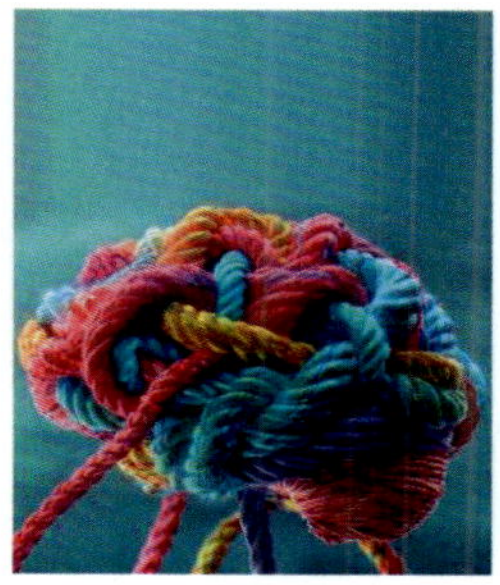

Was diese Schulung bietet

Herzlich Willkommen zu unserer heutigen Schulung zum Thema Psychopharmaka. Das Thema ist sehr komplex. Dieser Vortrag kann deshalb auch nur einen Überblick geben, damit Sie sich in diesem Themenfeld orientieren können. Wir werden uns nach einer Einführung mit insgesamt acht unterschiedlichen Erkrankungen beschäftigen. Ich werde Ihnen neben einer kurzen Beschreibung der Krankheitsbilder die Therapieansätze aufzeigen und von einigen gängigen Wirkstoffgruppen bzw. Wirkstoffen wesentliche UAW, also unerwünschte Arzneimittelwirkungen, vorstellen. Gerade bei einer Umstellung der Therapie oder auch bei Änderungen der weiteren Medikation können Sie dann leichter erkennen, ob die Psychopharmaka zu unerwünschten Arzneimittelwirkungen führen. Manchmal reicht es aus, die Dosierung anzupassen, manchmal muss auch über einen Wirkstoffwechsel nachgedacht werden.

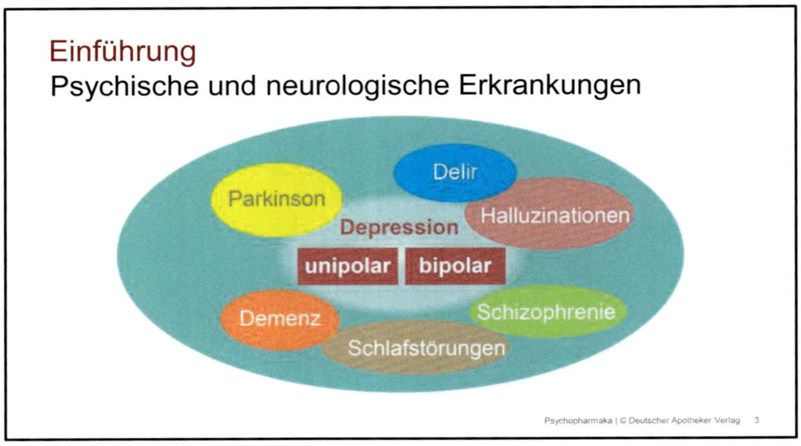

Einführung in psychische und neurologische Erkrankungen

Die gemeinsamen Symptome vieler psychischer Erkrankungen machen die Unterscheidung zwischen den verschiedenen Krankheitsbildern nicht immer einfach. Ausgehend von der Beobachtung, dass eine Person niedergeschlagen, traurig und antriebslos wirkt, neigen wir dazu, an eine depressive Verstimmung oder bei schwerwiegender Form an eine Depression zu denken. Depression selbst ist ein eigenständiges Krankheitsbild. Man unterscheidet unipolare von bipolaren Depressionen. Das Charakteristische an einer unipolaren Depression ist, dass die Patienten durchweg ein depressives Verhalten an den Tag legen, während bei bipolaren Depressionen depressive Phasen und manische Phasen mit einem intensiven Hochgefühl und exaltierten Handlungen von scheinbar symptomfreien Phasen abgelöst werden. Depressionen beobachten wir aber auch bei anderen Patienten. Beispielsweise zeigen Patienten mit Schizophrenie, aber auch Patienten mit neurologischen Erkrankungen wie Parkinson oder Demenz Symptome einer Depression. Andere psychische Symptome wie beispielsweise Halluzinationen treten ebenfalls bei unterschiedlichen psychischen Erkrankungen auf. Patienten mit Schizophrenie, im Delir wie auch Patienten mit bipolarer Depression leiden zum Teil unter Halluzinationen. Aufgrund dieser Überschneidungen können Sie sich vorstellen, dass es nicht nur schwierig ist, die einzelnen Krankheitsbilder voneinander zu unterscheiden, sondern auch, dass häufig bei unterschiedlichen Erkrankungen gleiche Arzneimittel eingesetzt werden. Schlafstörungen zählen ebenfalls zu einem bei fast allen psychischen Erkrankungen auftretenden Symptom – aber Schlafstörungen haben nicht selten auch andere Ursachen. Doch beschäftigen wir uns zunächst mit den Arzneimittelgruppen, die zur Behandlung der genannten Erkrankungen eingesetzt werden.

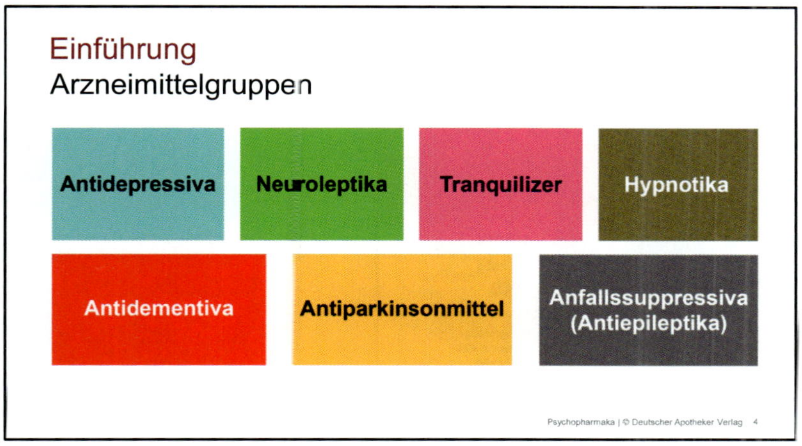

Die wichtigsten Arzneimittelgruppen

Antidepressiva werden vorwiegend bei Depression und Angststörungen eingesetzt. Im Rahmen der Schmerztherapie nach dem WHO-Stufenschema kennen Sie sie eventuell auch als Co-Medikation.
Für Patienten mit bipolaren Störungen, also Depressionen mit Manien, kommen zusätzlich **Neuroleptika** als ergänzende Therapeutika in Frage. Neuroleptika haben ihren Einsatzschwerpunkt bei Schizophrenie, bei Erregungs- und Angstzuständen sowie zur Behandlung des Alkoholentzugssyndroms.
Tranquilizer werden bei psychovegetativen Störungen zur allgemeinen Beruhigung verordnet und lindern Angstzustände.
Schlafmittel oder auch **Hypnotika** sind zum Teil Tranquilizer, deren Nebeneffekt Schläfrigkeit ist, aber auch noch eine Reihe weiterer Wirkstoffe.
Die drei anderen Arzneimittelgruppen, die wir uns näher anschauen, werden zur **Behandlung von Parkinson, Demenz und Epilepsie** eingesetzt. Von den Antiepileptika sind Ihnen einige vermutlich zur Behandlung neuropathischer Schmerzen vertraut. Daran erkennen Sie schon, dass sich die einzelnen Anwendungsgebiete dieser Arzneimittelgruppen nicht immer exakt voneinander trennen lassen. Doch ihnen allen ist gemeinsam, dass sie ihre Wirkung im synaptischen Spalt, an der Kommunikationsschnittstelle der Nervenzellen, entfalten.

Einführung
Im synaptischen Spalt

Wichtige Neurotransmitter sind:

- Dopamin
- Serotonin
- Noradrenalin
- Acetylcholin
- Glutamat
- Gamma-Hydroxybuttersäure

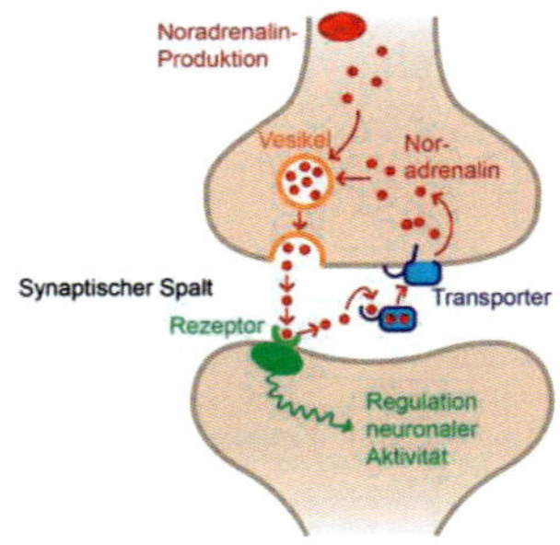

Neurotransmitter im synaptischen Spalt
Psychische Erkrankungen sind die Folge von einem Ungleichgewicht zwischen Botenstoffen, den Neurotransmittern, im Gehirn, genauer im synaptischen Spalt. So nennt man den Zwischenraum zwischen zwei Nervenzellen. Auf der Abbildung sehen Sie, wie in der einen Nervenzelle an der Kontaktstelle mit einer anderen Neurotransmitter gebildet werden. Nach deren Freisetzung docken sie an den Rezeptoren der anderen Zelle an. Es gibt für jeden Neurotransmitter spezifische Rezeptoren. Das Ganze funktioniert wie das Schlüssel-Schloss-Prinzip. Dabei stehen die Neurotransmitter Serotonin, Dopamin und Noradrenalin im Fokus, aber auch Acetylcholin, Glutamat und Gamma-Hydroxybuttersäure (GHB) greifen in das Geschehen ein. Es gibt verschiedene Ursachen, warum das Gleichgewicht von Botenstoffen aus der Balance gerät. So kann der Stoffwechsel zur Herstellung dieser Substanzen gestört sein, die Rezeptorendichte verändert sein, weil zum Beispiel Nervenzellen absterben, oder der Abbau der Substanzen verzögert bzw. beschleunigt sein.
Mit Psychopharmaka können diese Gleichgewichtsstörungen zum Teil ausgeglichen werden. Sie sind zum Beispiel so geformt, dass sie ähnlich dem jeweiligen Neurotransmitter an den Rezeptor binden – sie blockieren den Rezeptor. Oder aber sie sorgen dafür, dass der Neurotransmitter im synaptischen Spalt durch ein Enzym schneller abgebaut wird. In einigen Fällen wird die Produktion des Neurotransmitters selbst angeregt, sodass einfach mehr Neurotransmitter zum Andocken an die Rezeptoren vorhanden sind.

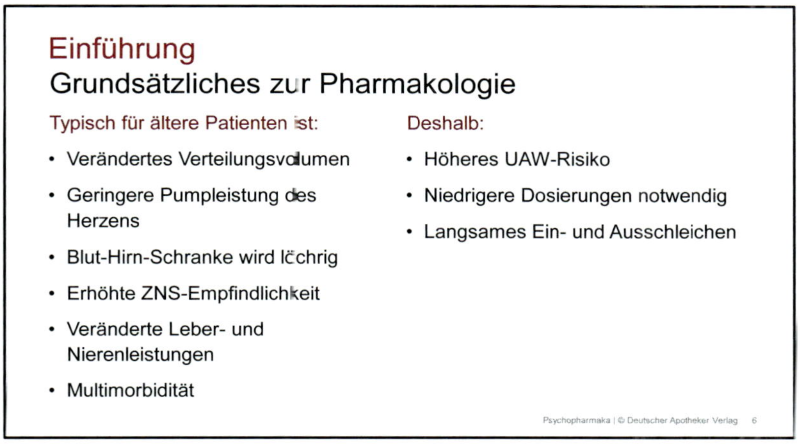

Pharmakologische Besonderheiten bei der Therapie älterer Patienten
Gerade ältere, multimorbide Patienten sind, wie Ihnen allen bekannt ist, verstärkt betroffen von unerwünschten Arzneimittelwirkungen, die wir oft einfach Nebenwirkungen nennen. Etwa ein Viertel aller im Alter beobachteten Nebenwirkungen werden durch Psychopharmaka ausgelöst. Der Grund dafür sind einige altersspezifische Veränderungen des Organismus, die ich Ihnen noch einmal kurz in Erinnerung rufen möchte.
Die Verteilungsräume für Wirkstoffe verändern sich durch den Verlust an Muskelmasse, die Zunahme an Fettgewebe und das im Verhältnis verringerte Körperwasser. Die Herzleistung, insbesondere das Pumpvolumen, verringert sich, sodass die Wirkstoffe verlangsamt durch den Körper reisen. Das hat Auswirkung auf die Geschwindigkeit, mit der sie in die Leber gelangen, um dort abgebaut zu werden. Oder wie schnell sie an ein Plasmaeiweiß angehängt zu werden, welches sie wie ein Safe so lange festhält, bis sie benötigt oder durch einen Abbauschritt von einem Prodrug ohne Wirkung in die wirkende Form des Arzneimittels überführt werden. Auch die Niere ist entsprechend in ihrer Ausscheidung von Abbauprodukten verlangsamt. Es kann also verstärkt zur Kumulation, einer Erhöhung des Wirkspiegels, kommen, die dann für ein verstärktes Auftreten unerwünschter Arzneimittelwirkungen sorgt.
Hinzu kommt noch, dass die Blut-Hirn-Schranke im Alter durchlässiger wird und die Empfindlichkeit gegenüber ZNS-wirksamen Substanzen zunimmt. Als Folge werden deshalb, wie auch bei Säuglingen und Kleinkindern, häufiger paradoxe Erscheinungen beobachtet. Es gilt: Im Alter wird niedriger dosiert und langsam ein- und ausgeschlichen. Außerdem müssen bei multimorbiden Patienten, die mehrere Arzneimittel einnehmen, eventuell auftretende Wechselwirkungen berücksichtigt werden. Man spricht auch von Polypharmazie.

Einführung
Polypharmazie

- Polypharmazie → 5 oder mehr Wirkstoffe werden regelmäßig eingenommen/angewandt
- Altersgruppe 75–85 Jahre besonders betroffen
- Deutlich erhöhtes Risiko für unerwünschte Arzneimittelwirkungen (UAW)
  Verursacher sind:
  - blutdrucksenkende Arzneimittel
  - blutverdünnende Arzneimittel
  - Psychopharmaka sind für ca. 25 % schwerwiegender UAW verantwortlich

Psychopharmaka | © Deutscher Apotheker Verlag 7

Polypharmazie – die parallele Einnahme oder Anwendung mehrerer Wirkstoffe

Wer fünf oder mehr Wirkstoffe regelmäßig einnimmt oder anwendet, hat ein deutlich erhöhtes Risiko für das Auftreten von Nebenwirkungen oder Interaktionen. Interaktionen, also Wechselwirkungen zwischen Arzneimitteln, entstehen zum Beispiel, wenn zwei oder gar drei Wirkstoffe durch das gleiche Enzym in der Leber abgebaut werden. Manchmal gewöhnt sich die Leber schnell an die Herausforderung und kann mehr von dem benötigten Enzym produzieren. In vielen Fällen funktioniert das aber nicht und die Wirkstoffe konkurrieren um das vorhandene Enzym. Dabei bleibt dann z. B. ein Arzneistoff auf der Strecke und wird deutlich langsamer abgebaut. Wenn nun dieser Wirkstoff weiter in der gleichen Dosis gegeben wird, dann steigt der Wirkspiegel nach und nach an, der Wirkstoff kumuliert und seine Nebenwirkungen treten mehr und mehr in Erscheinung.

Manchmal haben zwei Arzneistoffe, die zur Behandlung unterschiedlicher Erkrankungen genutzt werden, ein ziemliches ähnliches Nebenwirkungsmuster und binden unter Umständen sogar an die gleichen Rezeptoren. Auf diese Weise wird die Wahrscheinlichkeit für das Auftreten der Nebenwirkung nicht nur addiert, sondern sogar potenziert.

In der Apotheke machen wir deshalb einen sogenannten Interaktions-Check der verordneten Arzneimittel. Bei Patienten, die regelmäßig mehr als drei Wirkstoffe oral einnehmen, können wir eine Medikationsanalyse vornehmen. Bei Bewohnern, die z. B. über viele Jahre ihre Medikation gut vertragen haben und bei denen nun Nebenwirkungen auftreten oder die durch ein neu hinzugekommenes Arzneimittel Probleme entwickeln, kann so eine Medikationsanalyse die Optimierung der Therapie unterstützen. Manchmal hilft es zur Abmilderung von UAW bereits, wenn das eine Arzneimittel vormittags und das andere zur Nacht eingenommen wird.

Psychopharmaka haben neben ihrer zentralen Wirkung fast durchweg eine Vielzahl von Nebenwirkungen und Interaktionsrisiken. Umso wichtiger für Sie, dass Sie zu den gängigen Psychopharmaka die häufigsten UAW kennen und erkennen. Aber das allein reicht bei multimorbiden Patienten nicht aus, weshalb es die PRISCUS-Liste gibt.

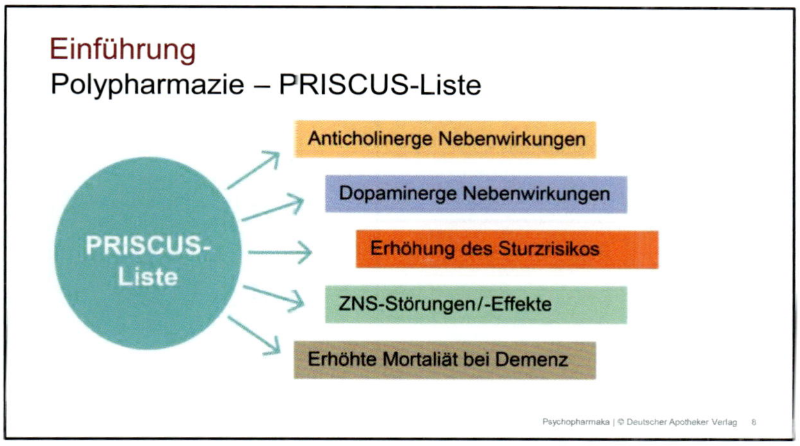

Hilfestellung für die Therapie geriatrischer Patienten: die PRISCUS-Liste

Neben den bereits erwähnten Strategien wie Einschleichen und Ausschleichen, niedrigeren Dosierungen und verstärkten Interaktions-Checks, also Überprüfen der Medikation auf mögliche Wechselwirkungen durch uns in der Apotheke, möchte ich Ihnen hier die PRISCUS-Liste vorstellen. Seit vielen Jahren beschäftigen sich Pharmakologen und Mediziner mit der Verträglichkeit und den Nebenwirkungsprofilen zahlreicher häufig genutzter Arzneistoffe insbesondere bei geriatrischen Patienten. Herausgekommen ist die PRISCUS-Liste, die Ärzten die Auswahl geeigneter Arzneistoffe erleichtert. Dabei geht es vor allem darum, Wirkstoffe mit einem anticholinergen oder einem dopaminergen Nebenwirkungsprofil zu vermeiden, ebenso Wirkstoffe, die zu Schwindel führen und damit das Sturzrisiko erhöhen. Die Liste ist umfangreich. Wir schauen uns dazu genauer die anticholinergen Nebenwirkungen bei tri- und tetrazyklischen Antidepressiva an.

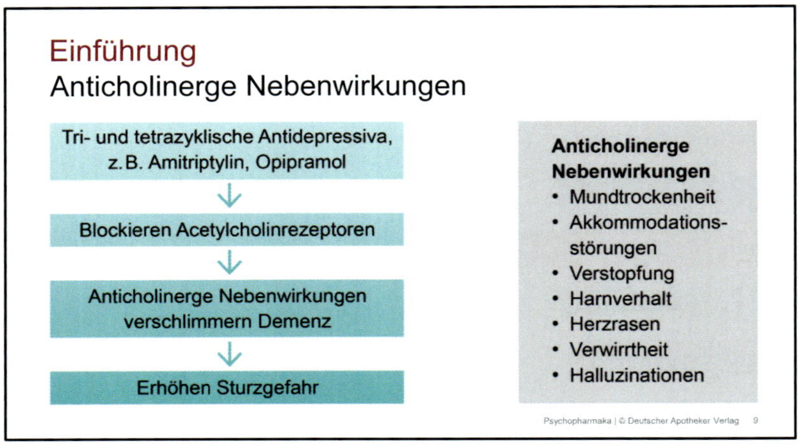

Wirkstoffe mit anticholinergen Nebenwirkungen

Amitriptylin wird bei starken Depressionen eingesetzt, aber auch als Co-Analgetikum im Rahmen der WHO-Stufentherapie bei Schmerzen. Bei chronischen Schmerzen wird durch die Co-Medikation mit Amitriptylin der schmerzstillende Effekt von zahlreichen Wirkstoffen unterstützt.

Ein weiteres trizyklisches Antidepressivum ist Opipramol, das ebenfalls sedierend, angstlösend und leicht stimmungsaufhellend wirkt. Vor allem zu Beginn der Therapie kann es wegen Schwindel und Blutdruckabfall zu Stürzen kommen.

Soll vor allem der schlaffördernde Effekt therapeutisch genutzt werden, sollte abends die größere Dosis verabreicht werden. Ansonsten wäre die Retardform mit einem gleichmäßigen Wirkspiegel sinnvoll. Bereits niedrige Dosen können die anticholinergen Nebenwirkungen auslösen und bei älteren Patienten auch die Entwicklung eines Delirs begünstigen.

Aber noch weitere UAW können bei der Gabe von anticholinerg wirkenden Arzneistoffen auftreten, insbesondere, wenn zwei oder drei Arzneimittel diese Nebenwirkung haben. Sie reichen von Mundtrockenheit und Akkomodationsstörungen über Verstopfung und Harnverhalt bis zu Herzrasen, Verwirrtheit und Halluzinationen.

Und damit wechseln wir jetzt zu den psychischen und neurologischen Erkrankungen sowie deren Therapie samt wichtiger unerwünschter Arzneimittelwirkungen.

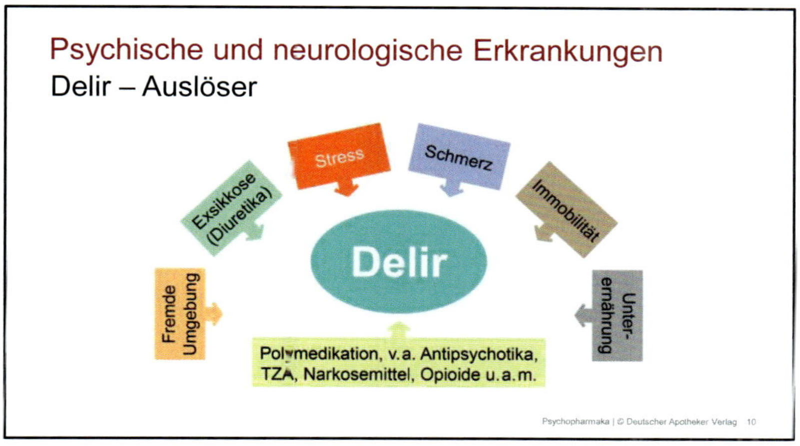

Delir – Ursachen

Beginnen wir mit dem eben erwähnten Delir. Sehr häufig wird es durch Arzneimittel ausgelöst. Man hat in Studien nachweisen können, dass bei Menschen, die mindestens sechs Wirkstoffe einnehmen, knapp 70 % ein Delir entwickeln, während bei unter sechs Wirkstoffen nur bei 30 % ein Delir auftritt. Polymedikation ist also der Hauptfaktor! Deshalb ist es auch nicht weiter erstaunlich, dass etwa 10 % der älteren Patienten bereits bei der Aufnahme ins Krankenhaus ein Delir haben. Während der stationären Versorgung in einem Krankenhaus tritt ein Delir etwa bei der Hälfte aller Patienten auf. Am häufigsten ist das Delir auf Intensivstationen zu beobachten, aber auch bei Bewohnern in stationären Pflegeeinrichtungen tritt es immer wieder auf.
Stress, zum Beispiel durch eine neue Umgebung, oder Schmerzen, Unterernährung und Immobilität und Isolation sind Risikofaktoren, die das Auftreten eines Delirs begünstigen. Bei Demenzpatienten / geriatrischen Patienten sind Ursachen oft auch Exsikkose oder Infektionskrankheiten, die mit Antibiotika behandelt werden. Daneben können auch zahlreiche Arzneimittel, insbesondere Anticholinergika, also Neuroleptika, trizyklische Antidepressiva oder auch Narkotika und Opioide, ein Delir auslösen. Besonders sensibel sind Phasen der Wirkstoffumstellung oder wenn eine neue Therapie beginnt.

Psychische und neurologische Erkrankungen
Delir – ein Notfall

- Notfall
  - bei Verdacht Notarzt verständigen
  - Patienten begleiten
- Schweres, reversibles psychotisches Syndrom
- Symptome:
  - ZNS: Bewusstseinsstörungen, Aufmerksamkeitsstörungen, auch Veränderungen der Psychomotorik und Emotionalität, zeitliche und örtliche Desorientierung, Halluzinationen
  - Peripherie: trockene Schleimhäute, Fieber, vergrößerte Pupillen, Tachykardie und Blutdruckabfall, Harnverhalt, Obstipation

Delir – ein Notfall

Beim Delir, einem schweren, reversiblen psychotischen Syndrom, handelt es sich um einen Notfall. Sie sollten bei Verdacht einen Notarzt hinzuziehen und den Patienten bis zum Eintreffen engmaschig betreuen.

Typische Symptome des Delirs sind Bewusstseinsstörungen, Aufmerksamkeitsstörungen, auch Veränderungen der Psychomotorik und Emotionalität. Die Patienten sind zeitlich und örtlich desorientiert, oft wirr und haben gestörte Essgewohnheiten. Viele haben einen gestörten Schlaf-Wach-Rhythmus, chaotische Sprachmuster, Halluzinationen oder auch Wahnvorstellungen. Häufig treten diese Symptome nachts deutlicher als tagsüber in Erscheinung. Auch in der Peripherie gibt es Hinweise auf das Delir. So haben die Betroffenen vergrößerte Pupillen und sind tachykard. Die Schleimhäute sind trocken, nicht selten steigt auch die Körpertemperatur. Außerdem kommt es zu Harnverhalt und Obstipation.

Ein Delir hat immer eine organische Ursache, weshalb eine ausführliche Differentialdiagnose nach dem Auftreten eines Delirs durchgeführt wird.

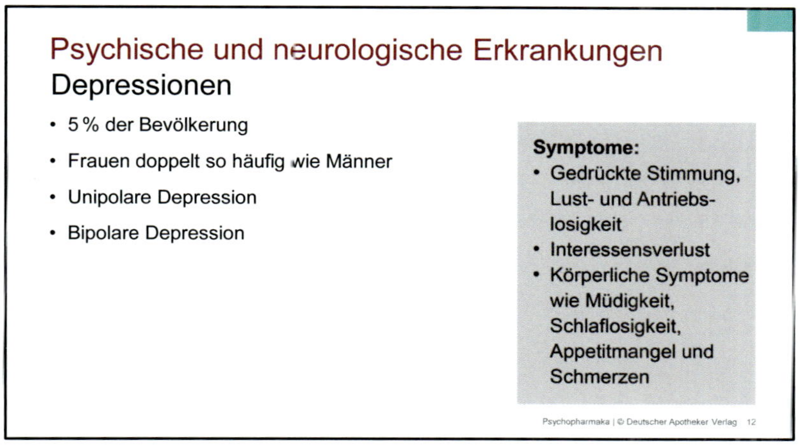

Depressionen

Beginnen wir mit den Depressionen, die mit 5 % Betroffenen in der Bevölkerung relativ häufig auftreten. Frauen erkranken dabei doppelt so häufig wie Männer. Die Wahrscheinlichkeit, einmal im Leben an einer Depression zu erkranken, liegt zwischen 7 und 18 %. Dank psychotherapeutischer und medikamentöser Behandlung kann mehr als 75 % der Patienten erfolgreich geholfen werden.

Depressionen sind durch viele Symptome geprägt. Die Patienten haben eine gedrückte Stimmung, sind lust- und antriebslos, können sich oft schlecht konzentrieren und verlieren das Interesse an Dingen, mit denen Sie sich gerne beschäftigt haben. Sie haben außerdem häufig Probleme, die Realität richtig einzuschätzen.

Dazu kommen meist noch körperliche Symptome wie Müdigkeit, Schlaflosigkeit, Appetitmangel und Schmerzen. Viele Patienten denken im Verlauf ihrer Erkrankung an Selbstmord und die Suizidrate liegt bei 10–15 %.

Medizinisch werden unipolare und bipolare Depressionen unterschieden. Unipolar bedeutet, dass die Patienten nur die beschriebenen Symptome haben. Auf bipolare Depressionen gehen wir später ein.

Psychische und neurologische Erkrankungen
Therapie von Depressionen

Wirkstoffgruppen	Beispiele
Trizyklische und tetrazyklische Antidepressiva (TZA)	Amitriptylin, Doxepin, Imipramin, Opipramol
Selektive Serotonin-Wiederaufnahmehemmer (SSRI)	Citalopram, Fluvoxamin, Paroxetin
Selektive Serotonin-Noradrenalin-Wiederaufnahmehemmer (SNRI)	Venlafaxin, Duloxetin
Monoaminoxidase-Hemmer (MAO-Hemmer)	Moclobemid, Tranylcypromin
Johanniskraut	

Psychopharmaka | © Deutscher Apotheker Verlag 13

Wie werden Depressionen behandelt?

Hier haben Sie einen Überblick über die verschiedenen Wirkstoffgruppen, die zur Behandlung von Depressionen eingesetzt werden. Bei Depressionen sind die Neurotransmitter Serotonin, Noradrenalin und Dopamin aus dem Gleichgewicht geraten oder die Verteilung der Rezeptoren hat sich verändert.

Meist sprechen Apotheker und Ärzte über die Wirkstoffgruppen TZA oder SSRI. Dahinter verbergen sich so sperrige Begriffe wie trizyklische und tetrazyklische Antidepressiva. Bei dieser Gruppe fungiert die chemische Struktur als Namensgeber – die Wirkstoffe enthalten entweder drei (tri) oder vier (tetra) Ringe. Die wichtigsten UAW der TZA kennen Sie schon, es handelt sich um die anticholinergen Nebenwirkungen.

Bei den SSRI hat man die Wirkung als Namensgeber der Gruppe gewählt. Die genannten Wirkstoffbeispiele hemmen im synaptischen Spalt die Wiederaufnahme von Serotonin. Auf diese Weise bleibt es länger zwischen den Nervenendigungen und kann häufiger an einen Rezeptor andocken. Wegen der großen Vielfalt und den jeweiligen gruppenspezifischen Besonderheiten werden wir die einzelnen Gruppen im Folgenden näher betrachten.

Für alle Antidepressiva gilt: Zwei Drittel der Patienten sprechen gut auf sie an. Jedoch zeigt sich die Wirkung erst nach zwei bis sechs Wochen. Die Nebenwirkungen sind jedoch wesentlich früher zu beobachten, was die Compliance der Patienten nicht gerade fördert. Antidepressiva sind zentral wirksam und haben Einfluss auf Antrieb, Stimmung und Angst. Da in der Regel die antriebsteigernde Wirkung als erste einsetzt, ist gerade in der Anfangsphase der Therapie besondere Vorsicht geboten, da es hier gehäuft zu Suiziden kommt.

Auch die meisten Nebenwirkungen lassen sich aufgrund der Einflüsse auf die Neurotransmitter im Gehirn erklären: Durch die Blockade von Acetylcholinrezeptoren kommt es zu deliranten Symptomen. Werden durch diese Wirkstoffe auch die Alpha-Rezeptoren blockiert, kommen Schwindel und Gleichgewichtsstörungen hinzu. Wird die Wiederaufnahme von Noradrenalin gehemmt, reagiert der Patient mit Tremor, Tachykardie und Unruhe. Bei der Hemmung der Wiederaufnahme von Serotonin treten bevorzugt Übelkeit und Kopfschmerzen auf.

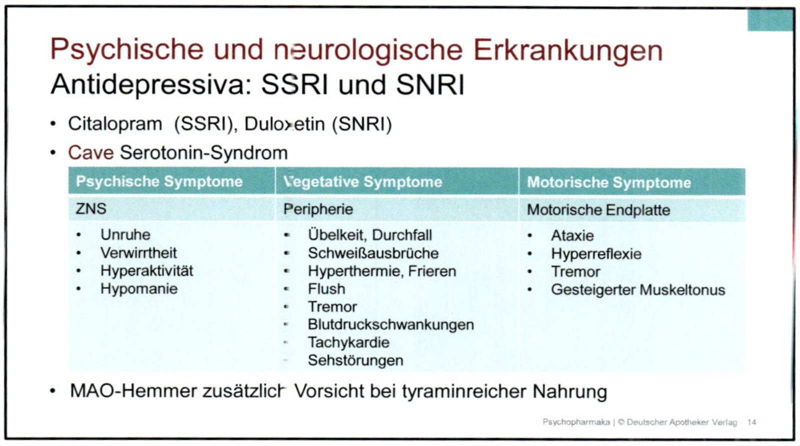

Psychische und neurologische Erkrankungen
Antidepressiva: SSRI und SNRI

- Citalopram (SSRI), Duloxetin (SNRI)
- Cave Serotonin-Syndrom

Psychische Symptome	Vegetative Symptome	Motorische Symptome
ZNS	Peripherie	Motorische Endplatte
• Unruhe • Verwirrtheit • Hyperaktivität • Hypomanie	• Übelkeit, Durchfall • Schweißausbrüche • Hyperthermie, Frieren • Flush • Tremor • Blutdruckschwankungen • Tachykardie • Sehstörungen	• Ataxie • Hyperreflexie • Tremor • Gesteigerter Muskeltonus

- MAO-Hemmer zusätzlich Vorsicht bei tyraminreicher Nahrung

Psychopharmaka | © Deutscher Apotheker Verlag 14

Antidepressiva

Citalopram und Duloxetin, die beide die Serotoninwiederaufnahme hemmen, werden einmal täglich genommen. Zu Beginn der Therapie klagen die Patienten oft über Schlaflosigkeit und Unruhe, zum Teil über Übelkeit. Wichtig ist, vor allem wenn noch weitere blutgerinnungshemmende Wirkstoffe eingenommen werden, das erhöhte Blutungsrisiko im Blick zu haben. In Kombination mit Tramadol, Fentanyl, Johanniskraut oder MAO-Hemmern kann es zu dem seltenen, aber schwerwiegenden Serotonin-Syndrom kommen. Es tritt immer dann auf, wenn mehrere Substanzen kombiniert werden, die den Serotoninspiegel erhöhen können. Es kommt zu psychischen, vegetativen und motorischen Symptomen. Unruhe, Verwirrtheit, Hypomanie und Hyperaktivität sind die psychischen Auswirkungen. Typische vegetative Symptome sind unter anderem Übelkeit, Durchfall, Schweißausbrüche, Frieren, Flush, Tremor, Blutdruckschwankungen, Herzrasen und Sehstörungen. Die Patienten haben deshalb zum Teil auch ein erhöhtes Sturzrisiko. Auch der Bewegungsablauf ist gestört. Die Patienten können folgende Symptome haben: überschießende Reflexe, einen gesteigerten Muskeltonus, Tremor und Ataxie.
Zusammengefasst: Haben die Patienten Bauchschmerzen, deutliche Blutdruckerhöhungen, Herzrasen und eventuell noch Fieber, sollte unbedingt ein Arzt hinzugezogen werden.
Das Serotonin-Syndrom tritt bei MAO-Hemmern (z. B. Moclobemid oder Tranylcypromin) ebenfalls in Kombination mit anderen Antidepressiva, Johanniskraut oder Opioiden auf. Deshalb muss bei einer Therapieumstellung stets auf eine ausreichende Ausschleichphase geachtet werden – in der Regel 14 Tage. Daneben können auch tyraminreiche Lebensmittel wie gereifter Hartkäse, Sojasauce, Rotwein oder Salami, in größeren Mengen verzehrt, Probleme machen; es kommt zu einer massiven Blutdrucksteigerung.

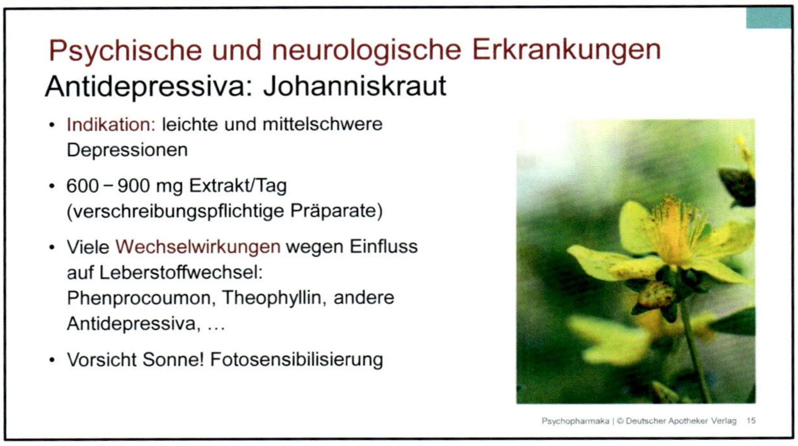
Psychische und neurologische Erkrankungen
Antidepressiva: Johanniskraut
• Indikation: leichte und mittelschwere Depressionen
• 600 – 900 mg Extrakt/Tag (verschreibungspflichtige Präparate)
• Viele Wechselwirkungen wegen Einfluss auf Leberstoffwechsel: Phenprocoumon, Theophyllin, andere Antidepressiva, …
• Vorsicht Sonne! Fotosensibilisierung
Psychopharmaka | © Deutscher Apotheker Verlag 15

Pflanzliches Antidepressivum

Johanniskraut kann in höherer Dosierung bei leichten und mittelschweren Depressionen eine gute Wirksamkeit zeigen. Die übliche Dosierung liegt bei 600–900 mg Extrakt pro Tag. Für diese Indikation sind die Johanniskrautpräparate durchweg verschreibungspflichtig. Wichtig ist, dass man das Interaktionsrisiko von Johanniskraut richtig einschätzt. Es kommt wegen seines enzymsteigernden Einflusses auf die Leber zu teilweise sehr kritischen Wechselwirkungen mit einer Vielzahl anderer Wirkstoffe wie Phenprocoumon, Theophyllin, anderen Antidepressiva und zahlreichen weiteren Arzneistoffen wie Ciclosporin oder HIV-Proteasehemmern, Digoxin u. v. m. Wer Johanniskraut einnimmt, muss die Haut vor Sonneneinstrahlung schützen, da es leicht zu einer Fotosensibilisierung mit unangenehmen Sonnenbränden kommen kann. Diese Reaktion kann man auch bei niedrig dosierten, nicht verschreibungspflichtigen Johanniskrautpräparaten beobachten.

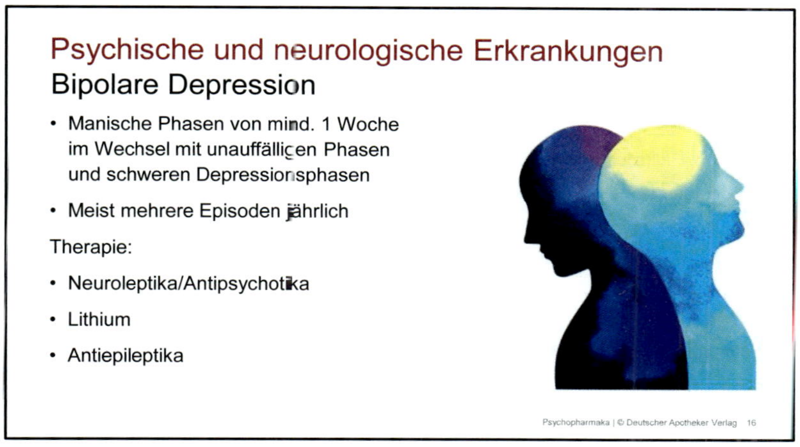
Psychische und neurologische Erkrankungen
Bipolare Depression
• Manische Phasen von mind. 1 Woche im Wechsel mit unauffälligen Phasen und schweren Depressionsphasen
• Meist mehrere Episoden jährlich
Therapie:
• Neuroleptika/Antipsychotika
• Lithium
• Antiepileptika
Psychopharmaka | © Deutscher Apotheker Verlag 16

Extremste Schwankungen – Bipolarität

Bipolare Depressionen zeichnen sich durch manische Phasen aus, in denen die Betroffenen völlig überdreht scheinen – Sie kennen sicher die Aussage „himmelhochjauchzend – zu Tode betrübt“. Die manische Phase dauert mindestens eine Woche, manchmal aber auch Monate an und die Betroffenen haben einen gesteigerten Antrieb, benötigen kaum Schlaf und haben eine gehobene Stimmung. Parallel kommt es zur Selbstüberschätzung und nicht selten kann ein riskantes Verhalten beobachtet werden. Aber auch massive Ängste oder Wahnvorstellungen können während dieser Phasen auftreten.

Während der depressiven Phase zeigen die Patienten das typische Symptombild einer Depression, also z. B. Antriebslosigkeit, gedrückte Stimmung, Schlaflosigkeit, Appetitmangel, Interessensverlust und Müdigkeit. Die Phasen können ineinander übergehen oder auch durch Phasen mit weitgehend normalem Verhalten unterbrochen werden.

Meist durchlaufen die Patienten mehrerer solcher Episoden im Jahr. Als Therapeutika werden Neuroleptika bzw. Antipsychotika wie z. B. Risperidon und Olanzapin, Lithium oder auch die Antiepileptika Carbamazepin, Lamotrigin oder Valproinsäure eingesetzt. Die Antiepileptika besprechen wir unter der Erkrankung Epilepsie. Auf der nächsten Folie erläutere ich Ihnen die Schizophrenie, bevor wir dann auf die Wirkstoffe zur Behandlung dieser beiden Erkrankungen eingehen.

Psychische und neurologische Erkrankungen
Schizophrenie

- 0,5–1 % der Bevölkerung sind betroffen
- Genetisch Prädisposition
- Abzugrenzen sind (bipolare) Depressionen und Delir mit z. T. ähnlichen Symptomen

Symptome:
- Wahn, Halluzinationen
- Desorganisierte Sprache
- Gestörte Motorik
- Deutliche Verhaltensauffälligkeiten

Therapie:
- Neuroleptika/Antipsychotika
- Lithium

Psychopharmaka | © Deutscher Apotheker Verlag 17

Schizophrenie

Etwa 0,5–1 % der Bevölkerung sind betroffen. Die genetische Prädisposition für Schizophrenie wird vererbt. Ob und welche Trigger letztlich die Erkrankung auslösen können, ist jedoch nicht endgültig geklärt. Von Kaiserschnitt bis Cannabisgenuss, von Schlafmangel über Fasten bis hin zum Tod nahestehender Personen ist alles möglich. Auch einige Arzneimittel stehen im Verdacht, die Schübe auszulösen. Dazu gehören Antidepressiva, aber auch das Schmerzmittel Naproxen.

Auch Schizophrenie ist durch zahlreiche typische Symptome gekennzeichnet. Besonders auffallend sind Halluzinationen, Wahnvorstellungen und eine deutlich reduzierte Emotionalität. So sind Patienten meist motivationslos und verlieren Freude an Kontakten und Umwelt. Während ein Drittel der Patienten nur einmal eine solche Phase durchläuft, erleidet ein weiteres Drittel im Laufe des Lebens schubweise weitere Phasen und bei einem Drittel kommt es zu einer chronischen Schizophrenie mit einer meist dauerhaften psychischen Behinderung.

Patienten, die sich in einer schizophrenen Phase befinden, fallen durch eine desorganisierte Sprache auf. Sie können kein normales Gespräch führen, springen von Thema zu Thema und antworten auf nicht gestellte Fragen. Sie zeigen wenige Emotionen und sind willensschwach. Meist wirken sie unruhig und sind nicht in der Lage, einfache Alltagstätigkeiten zu verrichten.

Bei schizophrenen Erkrankungen sprechen Ärzte häufig auch von einer sogenannten Plus- und einer Minus-Symptomatik. Zur Plus-Symptomatik zählen Halluzinationen, Aggressivität, Misstrauen, innere Unruhe und Ängste. Die Minus-Symptomatik zeichnet sich durch Antriebsmangel, Konzentrationsstörungen, Verlust an sozialen Kontakten, Verwahrlosung und Vernachlässigung der Körperpflege aus.

Halluzinationen und Wahn sind auch Symptome eines Delirs, Verhaltensauffälligkeiten können ebenso ein Hinweis auf Depressionen sein. Diese beiden Erkrankungen haben aber andere Ursachen oder Auslöser. Deshalb ist es bei der Diagnosestellung wichtig, die Krankheitsbilder abzugrenzen.

Die Therapie erfolgt oft mit Neuroleptika bzw. Antipsychotika.

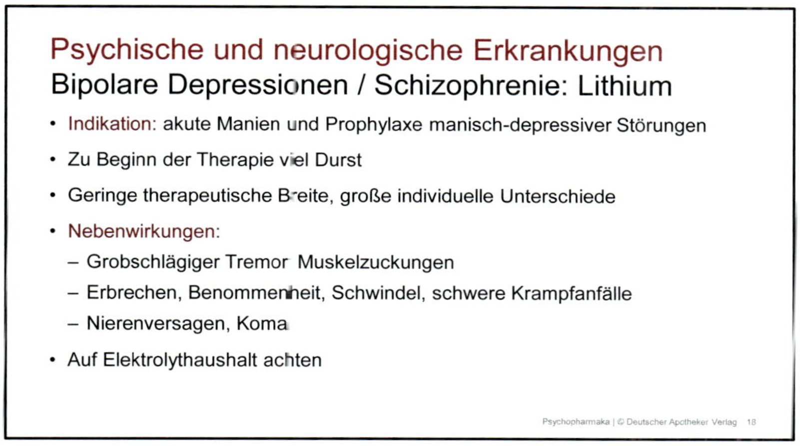

Lithium als Therapeutikum

Die Hauptindikation des Lithiums sind akute Manien und Schizophrenien. Auch Patienten mit manisch-depressiven Störungen (bipolare Depressionen) bekommen gelegentlich Lithium verordnet, wenn die Wirkung der klassischen Antidepressiva bzw. Neuroleptika zur Behandlung nicht ausreichen. Für Sie ist wichtig, dass der Patient während der Neueinstellung viel Durst entwickelt und häufiger zur Toilette muss. Zu Beginn der Therapie tritt außerdem häufig Übelkeit auf.

Lithium gehört zu den Wirkstoffen, die individuell titriert werden müssen. Der Grund dafür liegt zum einen in der geringen therapeutischen Breite, das bedeutet dass bereits bei kleinsten Überdosierungen stark beeinträchtigende Symptome von Muskelzuckungen über Erbrechen und Schwindel bis zu Nierenversagen und Koma auftreten können. Zum anderen gibt es große individuelle Unterschiede beim Abbau des Lithiums im Körper. Deshalb müssen insbesondere zu Beginn der Therapie, aber auch immer wieder zwischendurch regelmäßige Blutspiegelkontrollen durchgeführt werden. Fallen Ihnen Anzeichen einer Überdosierung wie Benommenheit und Schwindel oder Erbrechen im Verlauf der Therapie auf, sollten Sie unbedingt den Arzt darüber informieren, damit dieser eventuell die Dosis anpassen kann. Die Wirkung setzt frühestens nach ein bis zwei Wochen ein.

Wegen der geringen therapeutischen Breite des Lithiums muss vor allem bei Durchfall, Erbrechen oder im Sommer bei großer Hitze und starkem Schwitzen auf den Natrium- und Wasserhaushalt geachtet werden. Natriummangel und Exsikkose begünstigen eine Überdosierung des Lithiums und das Auftreten von Nebenwirkungen.

Interessanterweise ist der Wirkmechanismus von Lithium, obgleich man es schon seit ca. 1860 zur Behandlung von anfangs Gicht und Gallensteinen und erst seit Mitte des 20 Jahrhunderts bei Psychosen und Manien einsetzt, bis heue nicht endgültig geklärt. Man geht davon aus, dass Lithium auf die Bildung von verschiedenen Neurotransmitterrezeptoren wirkt.

Psychische und neurologische Erkrankungen
Neuroleptika/Antipsychotika – Klassen

Wirkstoffklasse	Beispiele	Wirkung
Hochpotente Antipsychotika	Bromperidol, Clopenthixol, Flupentixol, Fluspirilen, Haloperidol, Zuclopentixol	Stark antipsychotisch wirksam
Mittelpotente Antipsychotika	Amisulpirid, Olanzapin, Perazin, Quetiapin, Zotepin	Gut antipsychotisch wirksam
Niedrigpotente Antipsychotika	Levomepromazin, Melperon, Pipamperon, Promethazin, Protipendyl	Nicht oder gering antipsychotisch wirksam; stark sedierend
Atypische Neuroleptika	Amisulprid, Clozapin, Olanzapin, Quetiapin, Risperidon, Ziprasidon	Unterschiedlich ausgeprägt antipsychotisch; oft antriebssteigernd; Einsatz bei verschiedenen Erkrankungen, z. T. bei Schizophrenie

Wirkungen von Neuroleptika

Mit dieser Arzneistoffgruppe werden Störungen behandelt, die durch zu viel Dopamin im Gehirn ausgelöst werden. Ursprünglich waren sie die typische Medikation bei Schizophrenie. Sie werden aber auch zur Behandlung verschiedener psychischer Störungen eingesetzt. So zum Beispiel bei Patienten mit starker Übererregung (Agitiertheit), Suchtpatienten oder bei Patienten mit sogenannten affektiven Störungen wie bipolaren Depressionen.

Die Substanzen haben eine gute antipsychotische Wirkung und beeinflussen intellektuelle Fähigkeiten nur gering. Durch Neuroleptika kann der Patient beruhigt werden und auch die psychotischen Störungen reduzieren sich.

Die hochpotent wirkenden Neuroleptika wie z. B. Haloperidol und Zuclopentixol reduzieren Halluzinationen, Verfolgungsängste und innere Erregung, während die niedrigpotenten wie Pipamperon, Promethazin und Melperon beruhigend, dämpfend und schlaffördernd sind und auch zur Behandlung von Manien oder bei Patienten mit Agitiertheit eingesetzt werden. Es gilt die Grundregel: Je weniger antipsychotisch, also hochpotent, das Präparat ist, desto weniger sediert es.

Bei besonders agitierten Patienten sind die atypischen Neuroleptika nicht angezeigt, weil sie zumeist antriebssteigernd sind. Hier sind insbesondere die niedrigpotenten Neuroleptika zur Behandlung von Bedeutung, da sie vor allem einen sedierenden Effekt haben. Von den atypischen Neuroleptika erfüllt lediglich Risperidon diese Anforderung. Clozapin und Quetiapin werden wie auch Ziprasidon vorwiegend bei schizophrenen Erkrankungen verordnet. Amisulpirid hat sich in der Behandlung von Depressionen bewährt.

Psychische und neurologische Erkrankungen
Neuroleptika/Antipsychotika – Gruppen

Gruppe	Nebenwirkungen
Hochpotente Antipsychotika	Häufig Bewegungsstörungen und parkinsonartige Nebenwirkungen, weniger anticholinerge Nebenwirkungen
Mittelpotente Antipsychotika	Nebenwirkungen zwischen niederpotenten und hochpotenten
Niedrigpotente Antipsychotika	Ausgeprägte anticholinerge Nebenwirkungen
Atypische Neuroleptika	Müdigkeit, Blutdruckabfall, bei Patienten mit Demenz steigt Sterblichkeits- und Schlaganfallrisiko signifikant, Gewichtszunahme und steigendes Diabetesrisiko

Nebenwirkungen von Neuroleptika

Durch die Blockade verschiedener Neurotransmitter kann bei den Neuroleptika eine Reihe von Nebenwirkungen auftreten. Sehr auffallend ist dabei, dass durch die Blockade der Dopaminrezeptoren im Gehirn Nebenwirkungen auftreten, die an die Symptome des Morbus Parkinson erinnern. Solange Neuroleptika nur kurzfristig eingesetzt werden, sind diese Nebenwirkungen in der Regel reversibel. Bei Patienten die langfristig mit Neuroleptika behandelt werden, sind die Störungen in der Regel bleibend und man spricht von einem Parkinsonoid. Weitere, für viele Patienten sehr unangenehme anticholinerge Nebenwirkungen, die wir bereits bei den Antidepressiva angesprochen haben, sind Mundtrockenheit, Harnverhalt und sogar Halluzinationen. Durch die Blockade des Serotonins leiden die Patienten zum Teil unter Gewichtszunahme. Das wird vor allem bei der Einnahme von Risperidon und Quetiapin beobachtet. Bei Clozapin steigt das Diabetesrisiko. Bei diesen Patienten sollte man den Blutzuckerspiegel im Blick behalten.

Für ältere Patienten werden Neuroleptika zum Teil kritisch beurteilt. So stuft die PRISCUS-Liste Benperidol, Fluspirilen, Levomepromazin, Pipamperon, Promethazin und Thioridazin als ungeeignet ein. Auch für Quetiapin, vor allem in Kombination mit Lithium, steigt das Risiko für ein Parkinsonoid deutlich. Die atypischen Neuroleptika, die weniger Nebenwirkungen wie zum Beispiel parkinsonoide Störungen auslösen, werden für geeigneter gehalten. Melperon zeigt keinen parkinsonoiden Effekt und kann deshalb auch bei Parkinsonpatienten als Schlafmittel und zur Sedierung angewandt werden. Pipamperon hingegen hebt sogar die Wirkung von Antiparkinsonmitteln wie Bromocriptin, L-Dopa und Lisurid auf.

Wie auch bei den Antidepressiva treten zunächst nur die Nebenwirkungen zutage und die gewünschte Wirkung lässt meist zwei bis vier Wochen auf sich warten. Bei der Therapie mit Neuroleptika ist es wichtig, auf eine regelmäßige Einnahme zu achten.

Bei einer notwendigen Dauertherapie besteht auch die Möglichkeit, den Patienten mit einer Depotspritze alle vier Wochen zu versorgen.

Falls der Patient zusätzlich Opiate einnimmt, kommt es zu einer verstärkten Opiatwirkung.

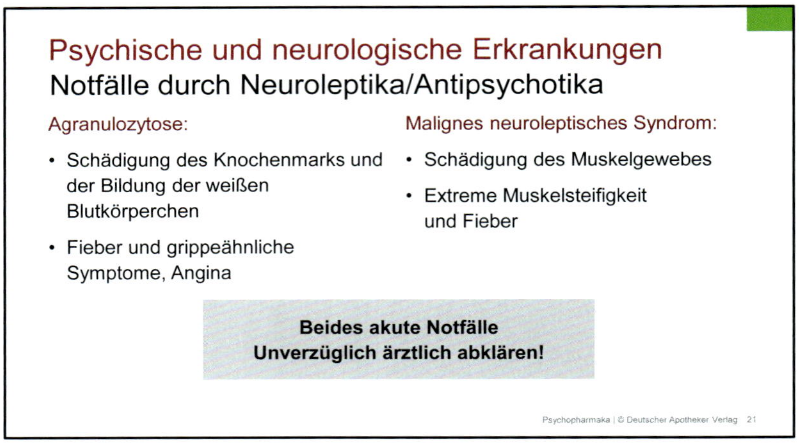

Durch Neuroleptika hervorgerufene Notfälle

Die Agranulozytose und das maligne neuroleptische Syndrom sind besonders schwerwiegende UAW, die glücklicherweise aber nicht häufig auftreten. Beide Erkrankungen sind aber medizinische Notfälle! Falls Ihre Patienten nach der Einnahme von Neuroleptika solche unspezifischen Symptome – in der Regel meist von Fieber begleitet – zeigen, informieren Sie unbedingt den Arzt.

Vor allem für Clozapin und Fluoxetin, aber auch viele weitere Neuroleptika und einige Antidepressiva ist die seltene Nebenwirkung Agranulozytose beschrieben. Sie haben über diese Nebenwirkung sicherlich schon einmal im Zusammenhang mit Metamizol gehört. Dieses Schmerzmittel ist vermutlich der häufigste Auslöser dieser seltenen Nebenwirkung. Es handelt sich um eine toxische Schädigung des Knochenmarks, welche zu Veränderungen der weißen Blutkörperchen im Blutbild führt. Die Symptome sind grippeähnlich: Fieber, schlechtes Allgemeinbefinden, Angina und bei weiter fortgeschrittenem Zustand Mundfäule.

Das maligne neuroleptische Syndrom wird vermutlich durch eine Dopaminblockade an der motorischen Endplatte ausgelöst. Die Folge sind extreme Muskelsteife und der Zerfall von Muskelgewebe. Typisch ist auch hohes Fieber. Die Nebenwirkung, die theoretisch bei allen Neuroleptika und auch einigen Antidepressiva (SSRI und SNRI-Typ) eintreten kann, ist extrem selten. Sie tritt, wenn überhaupt, fast immer in den ersten vier Wochen nach Beginn der Therapie auf und nur selten bei einer späteren Dosisänderung.

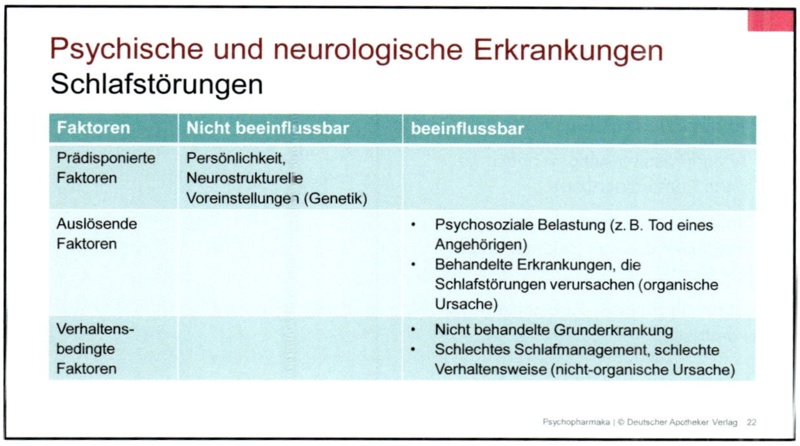

Psychische und neurologische Erkrankungen
Schlafstörungen

Faktoren	Nicht beeinflussbar	beeinflussbar
Prädisponierte Faktoren	Persönlichkeit, Neurostrukturelle Voreinstellungen (Genetik)	
Auslösende Faktoren		• Psychosoziale Belastung (z. B. Tod eines Angehörigen) • Behandelte Erkrankungen, die Schlafstörungen verursachen (organische Ursache)
Verhaltens-bedingte Faktoren		• Nicht behandelte Grunderkrankung • Schlechtes Schlafmanagement, schlechte Verhaltensweise (nicht-organische Ursache)

Psychopharmaka | © Deutscher Apotheker Verlag 22

Schafstörungen und ihre Ursachen

Schlafstörungen können organische oder auch nichtorganische Ursachen haben. Zur Ursachenforschung müssen deshalb die Erkrankungen, die Medikation sowie die gesamtkörperliche und psychische Verfassung herangezogen werden. Bei organischen Erkrankungen sollten die Behandlungsoptionen der jeweiligen Krankheit ausgeschöpft werden, um nach Möglichkeit auf Schmerzmittel verzichten zu können. Bei chronischen Schlafstörungen nichtorganischer Ursache sind nichtmedikamentöse Maßnahmen zur Behandlung die erste Wahl. Nur wenn das nicht ausreicht oder aufgrund des Gesamtzustandes des Patienten eine Durchführung nicht möglich ist, kommen Arzneimittel zum Zuge. Handelt es sich um akute Schlafstörungen, z. B. wegen Schmerzen nach einer Operation, kann mit Hypnotika wie Z-Substanzen oder Benzodiazepinen behandelt werden.

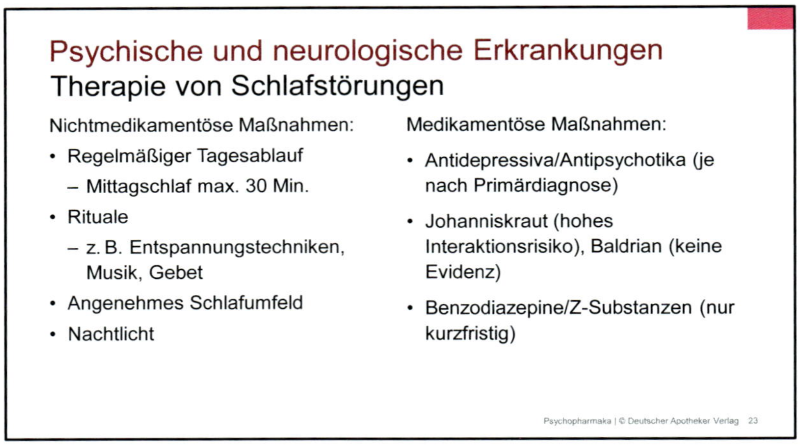

Schlafstörungen und ihre Therapie

Schlafstörungen lassen sich zum Teil auch mit nichtmedikamentösen Maßnahmen lindern. Unabhängig davon, ob Ihre Bewohner Schlafmittel erhalten, sind diese Empfehlungen immer sinnvoll. Ein regelmäßiger Tagesablauf ist in Ihrer Einrichtung gegeben. Dass alle Bewohner jedoch tagsüber maximal 30 Minuten schlafen, lässt sich natürlich kaum umsetzen. Dennoch sollten Sie immer wieder die Bewohner motivieren, soweit es ihnen möglich ist, an den Aktivitätsangeboten teilzunehmen. Stuhlgymnastik, Mensch-Ärger-Dich-Nicht-Spielen oder gemeinsames Singen sorgen nicht nur für Spaß und gute Laune, sondern fördern auch die natürliche Müdigkeit. Fördern und unterstützen Sie auch abendliche Rituale – noch in einem (Bilder)Buch lesen, leise Musik hören, die Lieblingsdecke oder ein Kuscheltier im Bett haben, eine Tasse warmer Tee oder ein Gebet – all dies kann zum Einschlafen beitragen. Der Schlafraum sollte abends noch einmal durchgelüftet werden. Achten Sie auf eine angenehme Schlaftemperatur. Und wenn jemand kalte Füße hat, das wissen Sie aus eigener Erfahrung, ist an Einschlafen oft auch nicht zu denken. Hier können leichte Wollsocken helfen.

Wenn man nachts aufwacht, sollte man ein schwaches Licht anschalten können, denn grelles Licht stört komplett den biologischen Tag-Nacht-Rhythmus und verhindert das erneute Einschlafen – Experten sprechen sogar von einem chronobiologischen Crash.

Die medikamentösen Möglichkeiten hängen zum Teil mit der Grunderkrankung zusammen. Bei Depressionen kann der Patient durch eine gute Einstellung mit Antidepressiva auch wieder besser schlafen.

Für Baldrian als Schlafmittel gibt es keine ausreichenden Studien zur Wirksamkeit. Allerdings ist für Baldrian kein Interaktionsrisiko bekannt und er hat auch kein suchterregendes Potenzial.

Das auch bei leichten Depressionen einsetzbare Johanniskraut ist gut wirksam, beeinflusst aber den Abbau vieler wichtiger Arzneimittel. Das große Interaktionsrisiko schränkt die Anwendung deshalb stark ein. Bleiben Benzodiazepine und Z-Substanzen. Benzodiazepine werden jedoch nicht nur als Schlafmittel, sondern auch als Beruhigungsmittel angewandt.

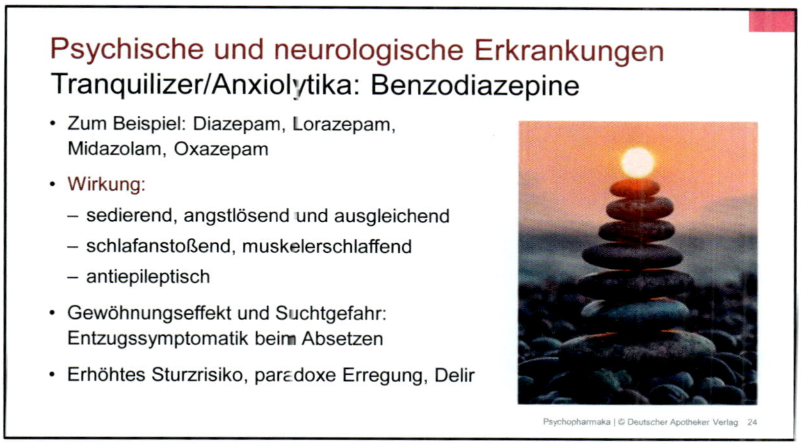

Beruhigungsmittel
Tranquilizer werden auch Anxiolytika genannt. Sie wirken sedierend, beruhigend und ausgleichend. Zu dieser Wirkstoffgruppe zählen vor allem die Benzodiazepine wie zum Beispiel Diazepam, Lorazepam, Midazolam oder Oxazepam. In Phasen großer Unruhe oder bei massiven Angstzuständen lindern Benzodiazepine die Symptome. Benzodiazepine werden häufig als Schlafmittel verordnet. Hier nutzt man neben der sedierenden auch die muskelrelaxierende Wirkung, die das Einschlafen fördert. Benzodiazepine haben ein hohes Risiko für Gewöhnung und Suchtentstehung. Dennoch erhalten viele ältere Patienten dauerhaft niedrig dosiert Benzodiazepine entgegen der allgemeinen Empfehlung einer maximalen Einnahmedauer von zehn Tagen. Wegen des Gewöhnungs- und Abhängigkeitseffekts und weil die muskelerschlaffende Wirkung begleitet von Benommenheit und Schwindel eine Ursache für ein erhöhtes Sturzrisiko ist, beurteilen die PRISCUS-Experten diese Wirkstoffe als ungeeignet für ältere Patienten. Bei älteren Menschen steigt zudem das Risiko für Halluzinationen, Verwirrtheitszustände bis hin zum Delir sowie paradoxe Erregung. Ursachen für die besonders stark auftretenden Nebenwirkungen sind der langsamere Abbau und die daraus entstehende Kumulation (Anreicherung) des Wirkstoffs und eine gesteigerte Empfindlichkeit des Gehirns. Lediglich Oxazepam und Lorazepam werden nicht in der Leber abgebaut und haben keine aktiven Metaboliten Deshalb sind sie bei älteren Patienten zu bevorzugen. Lorazepam wird wegen seines schnellen Wirkungseintritts auch in Akutsituationen wie einem epileptischen Notfall eingesetzt.
Beim Absetzen von Benzodiazepinen – das gilt auch für langjährig auf niedriger Dosis eingestellte Patienten – treten die Entzugssymptome zwei bis zehn Tage nach Absetzen bei etwa der Hälfte der Patienten auf und können bis zu vier Wochen anhalten. Leichte Entzugssymptome sind Angst, innere Unruhe, vegetative Störungen und Schlafstörungen. Schwere Entzugssymptome äußern sich in deliranten Zuständen, Krampfanfällen und psychoseähnlicher Symptomatik. Deshalb sollte ein Entzug ausschleichend erfolgen und möglichst ärztlich begleitet werden, um die auftretenden Symptome falls nötig adäquat behandeln zu können.
Neben den Benzodiazepinen kommen auch noch einige andere Substanzen als Tranquilizer zum Einsatz. Das Spektrum ist weit gefächert und reicht vom Betablocker bis hin zu Wirkstoffen wie Buspiron und Clomethiazol. Letzteren setzt man unter anderem auch bei Patienten im Alkohol- oder Drogenentzug ein.

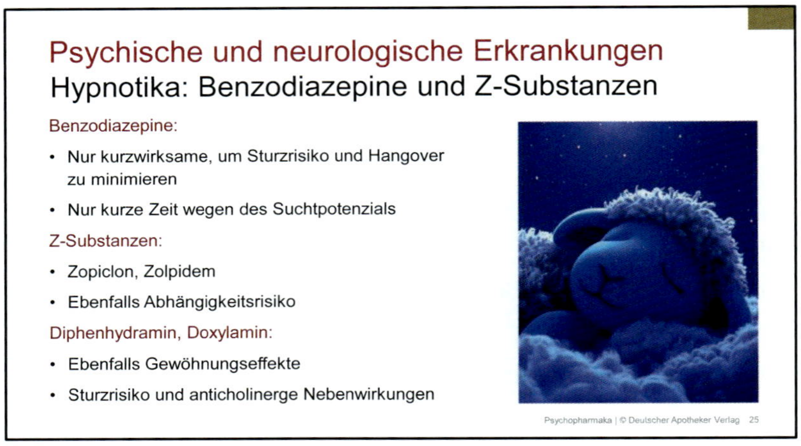

Schlafmittel

Alle hier aufgeführten Schlafmittel werden von Experten der PRISCUS-Liste kritisch beurteilt. So haben die bereits vorgestellten Benzodiazepine ein hohes Abhängigkeitsrisiko. Bei Neueinführung der Z-Substanzen hoffte man, dass diese zu keiner ähnlichen Abhängigkeit führen. Leider ist dem nicht so. Und auch die ohne Verschreibung erhältlichen Wirkstoffe, hier insbesondere die bis heute oft genutzten Diphenhydramin oder Doxylamin, sind nicht frei von diesem Risiko. Nicht zu vernachlässigen ist das bei allen Schlafmitteln erhöhte Sturzrisiko, weil die Wirkstoffe – hier insbesondere die Benzodiazepine und die ohne Rezept erhältlichen Wirkstoffe – zu langsam abgebaut werden, nächtliches Aufstehen wegen Harndrangs nötig ist oder eine Wirkungsverstärkung bedingt durch Wechselwirkungen mit anderen Arzneimitteln auftritt. Unter Schlafmittel haben die Muskeln nicht den für einen sicheren Schritt notwendigen Tonus, die Folge ist ein schlurfender Schritt und eine deutlich höhere Stolperwahrscheinlichkeit. Bei den Z-Substanzen liegt die Halbwertszeit bei etwa drei Stunden, während selbst bei einem kurzwirksamen Benzodiazepin wie Lormetazepam (Noctamid®) oder Lorazepam (Tavor®) die Halbwertszeiten mehr als zehn Stunden betragen.

Schlafmittel haben zudem keinen erholsamen Effekt, da der Körper nicht alle Schlafphasen durchläuft. Die wichtigste Phase für die Erholung ist die Tiefschlafphase, die aber unter Einnahme von Schlafmitteln nicht erreicht wird.

Außerdem weiß man, dass die auf das Schlafzentrum wirkenden Substanzen auch die intellektuellen Fähigkeiten negativ beeinflussen. Deshalb sollten Schlafmittel so wenig und so kurz wie irgend möglich eingesetzt werden. Die Leitlinien empfehlen eine maximal zehntägige Einnahme.

In Pflegeeinrichtungen leben viele ältere Menschen, die eine sogenannte Low-Dose-Benzodiazepin-Versorgung erhalten. Ob eine Entwöhnung (noch) sinnvoll ist, muss im Einzelfall überlegt werden. Patienten, die unter der Tagesmüdigkeit leiden, sich schlapp fühlen und noch an einer Verbesserung ihres Zustands interessiert sind, kann man darauf ansprechen, dass der Verzicht bzw. das Ausschleichen von Benzodiazepinen zwar einige Tage sicherlich Probleme macht, sie aber auf lange Sicht wieder besser und erholsamer schlafen und tagsüber aktiver sind.

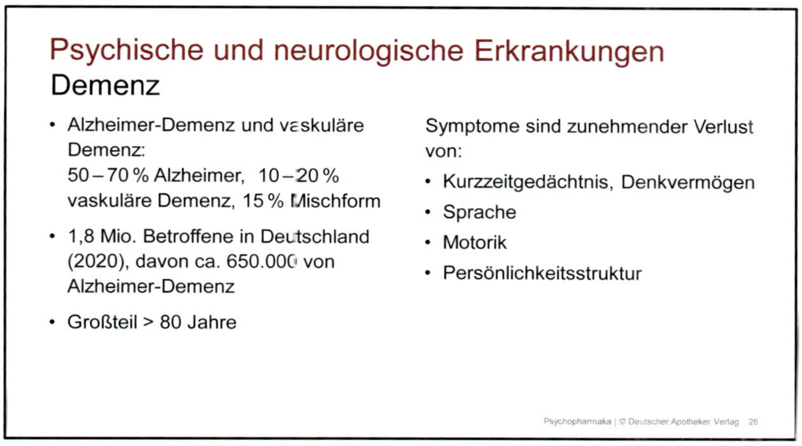

Demenz

Eine Vielzahl kognitiver Erkrankungen wird oft als neurokognitive Störungen zusammengefasst. Wir beschränken uns heute auf die beiden häufigsten Demenzformen im Alter, nämlich Alzheimer-Demenz und vaskuläre Demenz. Bei der Alzheimer-Demenz verändert sich die Struktur des Gehirns – es gehen Nervenzellen unter, deren Verlust nicht durch andere Hirnregionen ausgeglichen werden kann.

Bei der vaskulären Demenz ist die Versorgung des Gehirns mit Sauerstoff und Nährstoffen wegen Veränderungen an den Gefäßen gestört.

Etwa 50–70 % der Patienten sind von einer Alzheimer-Demenz, 10–20 % von einer vaskulären Form betroffen. Bei etwa 15 % liegt eine Mischform vor. Zu dem typischen Erscheinungsbild dieser Erkrankung zählen kognitive, emotionale und soziale Defizite, die sich progredient, also im Verlauf der Krankheitsdauer, verschlechtern.

Zu den kognitiven Symptomen gehören Lücken im Kurzzeitgedächtnis, Wortfindungsstörungen, im weiteren Verlauf Probleme mit der Raum- und Zeitorientierung. Motorisch fallen vor allem Kleinschrittigkeit und eine erhöhte Sturzgefahr auf. Das Verhalten der Patienten wird zunehmend apathischer mit teilweise psychotischen Phasen, wobei Angst, Aggression und Wahn im Vordergrund stehen. Da auch das Hunger- und Durstempfinden mehr und mehr verloren gehen, magern viele der Patienten deutlich ab. An Demenz selbst versterben die Patienten nicht, sondern an Erkrankungen infolge ihres schlechter werdenden Allgemeinzustandes. Häufig ist Lungenentzündung eine Todesursache. Das Risiko für eine Demenz steigt deutlich mit dem Alter. Im Jahr 2020 waren in Deutschland rund 1,8 Mio. Menschen betroffen. Der Großteil von ihnen war über 80 Jahre alt, zwei Drittel davon weiblich.

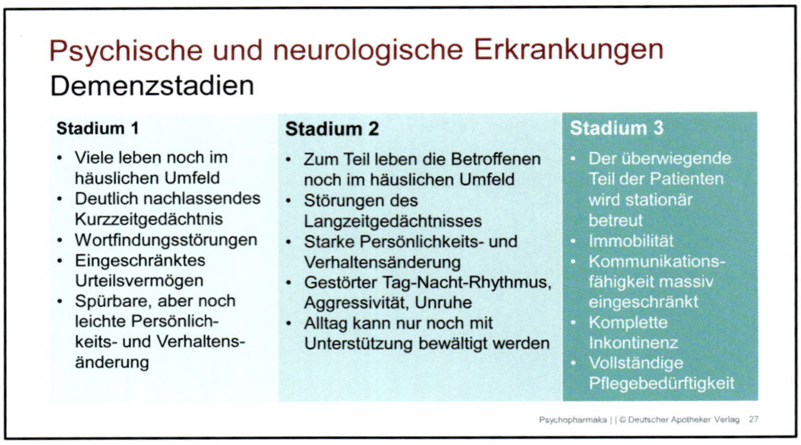

Demenzstadien
Die Alzheimer-Demenz verläuft progressiv, eine Heilung oder auch nur das Stoppen des weiteren Voranschreitens ist bislang nicht möglich. Durchschnittlich dauert die Erkrankung acht Jahre. Hier sehen Sie den Verlauf in drei Stadien zusammengefasst. Zu Beginn verläuft die Erkrankung für Außenstehende nicht erkennbar, das nähere Umfeld wird die Einschränkungen im Alltag jedoch bereits deutlich spüren. Im ersten Stadium ist die Teilhabe an gesellschaftlichen Aktivitäten aber oft noch möglich. Somit sind zwar die Bezugspersonen schon belastet, aber diese Situation lässt sich im häuslichen Umfeld meist noch gut beherrschen. Im zweiten Stadium, vor allem wenn neben der zunehmend notwendigen Alltagsunterstützung die Patienten bedingt durch ihre Persönlichkeitsveränderung aggressiv werden und auch kein Tag-Nacht-Rhythmus mehr vorhanden ist, reicht ambulante Pflegeunterstützung oft nicht mehr aus und die Patienten müssen irgendwann stationär versorgt werden. Im dritten Stadium – bei vollständiger Pflegebedürftigkeit – erfolgt die Betreuung stationär.
Im Folgenden besprechen wir die Therapieoptionen bei Demenz.

Hinweis: Optionale Ergänzung des Vortrags
Neue Wirkstoffgruppe zur Behandlung von Alzheimer
Am 14. November 2024 wurde der Wirkstoff Lecanemab (Leqembi®) in der Europäischen Union und damit auch in Deutschland zugelassen. Es handelt sich um einen Antikörper. Damit ist erstmals ein Präparat verfügbar, das die typischen und die Demenz verursachenden Proteinablagerungen im Gehirn auflöst. Dennoch kommt es nicht zur Heilung, aber der Fortschritt der Krankheit kann deutlich verlangsamt werden, wenn es zu Beginn der Erkrankung eingesetzt wird. Der Wirkstoff ist jedoch nicht für alle Alzheimerpatienten geeignet. Ob er bei einem Patienten wirkt, muss im Einzelfall geprüft werden. Da das Präparat noch sehr neu ist, kennt man nicht alle Nebenwirkungen und Wechselwirkungen und kann auch die positiven oder negativen Langzeitauswirkungen noch nicht abschätzen. Leqembi® ist eine Infusionslösung, die der Patient alle 14 Tage erhält.

Psychische und neurologische Erkrankungen
Antidementiva

Wirkstoff	Substanzbeispiele
Acetylcholinesterasehemmer	Donepezil Galantamin Rivastigmin
NMDA-Antagonisten	Memantin
Nootropika	Nicergolin Piracetam Ginkgo biloba
Antipsychotika bei schwerer Demenz (Delir), kurze Anwendungsdauer	Risperidon

Psychopharmaka | © Deutscher Apotheker Verlag 28

Behandlung von Demenz

Demenzielle Erkrankungen stehen im Zusammenhang mit dem Rückgang von Acetylcholin und einer zu starken Erregung der NMDA-Rezeptoren. Hier setzen die Wirkstoffe an. Während bei vaskulärer und einigen seltenen Demenzformen eine sehr gute Stabilisierung mit Acetylcholinesterasehemmern erreicht werden kann, ist das bei Alzheimer wegen des Absterbens von Nervenzellen nur bedingt möglich. Es kommt zeitweise aber zu einer Verlangsamung des Krankheitsverlaufs.

Galantamin sollen die Patienten morgens vor dem Frühstück erhalten. Als Eselsbrücke denken Sie vielleicht an eine Tasse frisch gebrühten „Gala-Kaffee" zum Start in einen guten Tag. Donepezil hingegen soll der Patient abends erhalten. Bei Rivastigamin steht auch ein TTS, ein wirkstoffhaltiges Pflaster zur Verfügung. Dies wird regelmäßig alle 24 Stunden gewechselt. Wie bei allen anderen wirkstoffhaltigen Pflastern auch, sollte die Haut trocken, fettfrei und unbehaart sein, bevor das Pflaster aufgeklebt wird. Das Pflaster kurz mit der flachen Hand andrücken, damit die Klebefläche perfekt anliegt. Üblicherweise werden TTS mit Rivastigmin am Rumpf aufgeklebt. Falls der Patient die Anwendung des Pflasters ablehnt, sollte auf die orale Arzneiform des Wirkstoffes zurückgegriffen werden. Eine Ablehnung kann sich zum Beispiel auch durch auffällige Schupperbewegungen zeigen, wenn der Betroffene auf diese Weise versucht, sich das Pflaster vom Rücken zu entfernen. Als unerwünschte Arzneimittelwirkungen sind neben Übelkeit und Erbrechen, die vor allem bei Beginn der Therapie bei etwa 10 % der Patienten auftreten, auch Muskelkrämpfe, Kopfschmerzen und Schwindel sowie Müdigkeit beschrieben.

Memantin muss langsam aufdosiert werden, um keine überschießenden Nebenwirkungen wie Unruhe, Übererregbarkeit, Schwindel und Kopfschmerz zu fördern. Memantin blockiert den N-Methyl-D-Aspartat-Rezeptor, kurz NMDA-Rezeptor, der wegen krankheitsbedingt hoher Calciumspiegel im Gehirn zu häufig angeregt wird.

Nootropika sorgen für eine verbesserte Denk- und Koordinierungsfähigkeit. Bei Patienten, die Gingko erhalten, kann es bei gleichzeitiger Einnahme von Blutverdünnern zu einer stärkeren Blutungsneigung kommen. Nicergolin wird vor dem Essen, Piracetam während oder nach dem Essen eingenommen. Die wichtigste Nebenwirkung von Nicergolin ist der gestörte Wach-Schlaf-Rhythmus. Die Patienten sind meist sehr müde und dennoch schlaflos. Unter Piracetam nehmen die Patienten häufig stark an Gewicht zu.

Bei schwerer Demenz kann der kurzfristige Einsatz eines Antipsychotikums notwendig werden. Kurzfristig bedeutet hier maximal sechs Wochen. Danach sollte die Notwendigkeit der Therapie überprüft werden. Für diese Patientengruppe werden Antipsychotika ohne anticholinerges Nebenwirkungsprofil bevorzugt. In der Pflege sollten Sie wegen blutdruckbedingter Gleichgewichtsstörungen während der Antipsychotikatherapie engmaschig den Blutdruck kontrollieren. Insgesamt erhöhen Antipsychotika die Mortalität und die Schlaganfallhäufigkeit von Demenzpatienten. Außerdem verschlechtern sich unter Antipsychotika die kognitiven Fähigkeiten schneller.

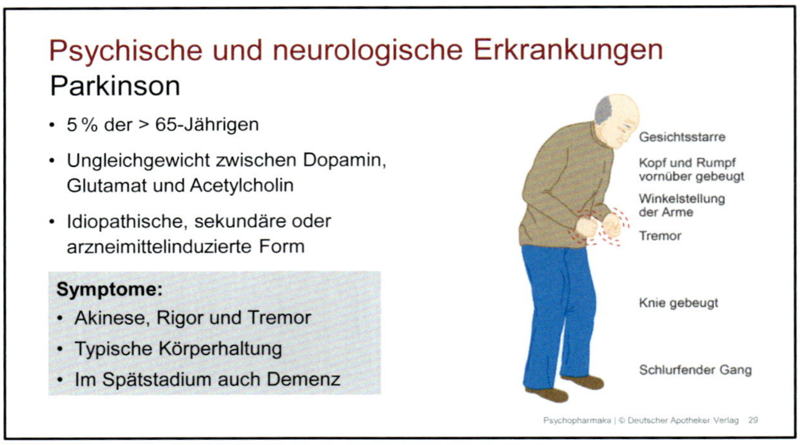

Morbus Parkinson

Die Parkinsonerkrankung ist eine Folge von zu wenig Dopamin sowie zu viel Glutamat und Acetylcholin im Gehirn. Dabei gehen vor allem Nervenzellen, die Dopamin bilden können, verloren. Man unterscheidet die idiopathische Form, bei der man die Ursache bis heute noch nicht kennt, und das sekundäre Parkinson-Syndrom. Hier gibt es eine Reihe von Erkrankungen wie Hirnhautentzündungen oder Arteriosklerose, die unter anderem Auslöser für dieses Krankheitsbild sein können. Abzugrenzen davon ist das arzneimittelinduzierte Parkinsonoid, das zum Beispiel durch Neuroleptika verursacht werden kann. Typische Symptome des Parkinsons sind durch den Mangel an Dopamin die Akinese, also Bewegungsarmut, sowie Rigor, die Muskelstarre, und Tremor, das Zittern, was vor allem durch das zugunsten von Acetylcholin und Glutamat verschobene Gleichgewicht der Neurotransmitter im Gehirn bedingt wird. Die Erkrankung gehört zu den häufigsten Nervenerkrankungen im fortgeschrittenen Alter und etwa 5 % der über 65-Jährigen sind davon betroffen.

Zu Beginn der Erkrankung sind die Symptome recht unspezifisch, wie Schlafstörungen, Müdigkeit, Verstopfung und Schweißausbrüche; dazu kommen noch depressive Verstimmungen. Erst im Lauf der Zeit entwickeln sich die bereits erwähnten Symptome. Diese werden durch vermehrten Speichelfluss, gestörtes Geruchsempfinden, Seh- und Schluckstörungen, Blasenfunktionsstörungen sowie die Entwicklung der sehr typischen Körperhaltung begleitet. Im Endstadium leiden die Patienten häufig auch unter einer Demenz als Folge des weiter fortschreitenden Untergangs von Nervenzellen.

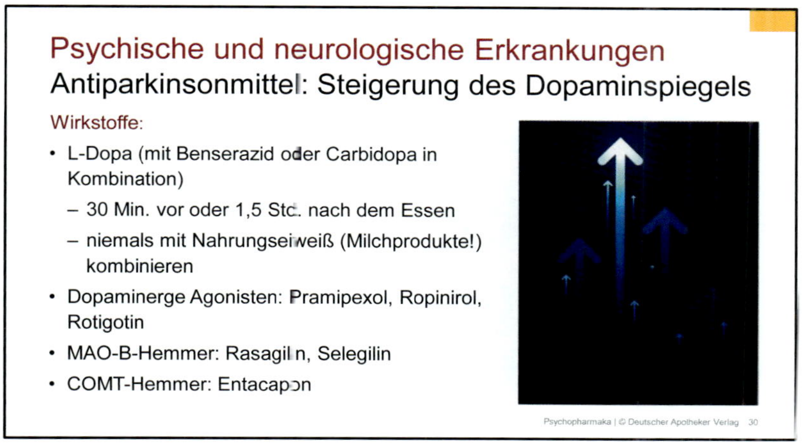

Behandlung von Parkinson

Durch eine Aktivierung des dopaminergen Systems, wie es fachlich korrekt heißt, wird die Konzentration des Dopamins im synaptischen Spalt gesteigert und somit den Mangelsymptomen entgegengewirkt.

Zur Behandlung ist eine Reihe an Substanzen im Einsatz, am bekanntesten sicher das L-Dopa. Während Dopamin sofort im Magen abgebaut würde, hat L-Dopa den Vorteil, bis ins Gehirn vordringen zu können und dort durch ein körpereigenes Enzym (die Decarboxylase) in Dopamin umgewandelt zu werden. Da dieses Enzym im Verdauungstrakt auch in größeren Mengen vorhanden ist, wird zum Schutz des L-Dopa zusätzlich Benserazid oder Carbidopa gegeben. Die Decarboxylase reagiert mit diesen beiden Substanzen und das L-Dopa kann unbeschadet im Gehirn anfluten.

Allerdings interagiert L-Dopa mit Eiweiß aus Nahrungsmitteln, besonders mit den Eiweißen aus Milch, Joghurt und Quark, aber auch aus Fisch und Meeresfrüchten. Deshalb unbedingt auf einen ausreichenden Abstand zwischen Nahrungsaufnahme und Arzneimitteleinnahme achten: L-Dopa entweder eine halbe Stunde vor oder anderthalb Stunden nach dem Essen oder Getränken, die Eiweiß enthalten, einnehmen. Auch mit anderen Arzneimitteln interagiert L-Dopa. So hat es Einfluss auf die blutzuckersenkende Wirkung von oralen Antidiabetika und Insulinen sowie auf die blutverdünnende Wirkung von Phenprocuomon. Furosemid steigert den Blutspiegel von L-Dopa.

Andere Wirkstoffe, die die Wirkung des Dopamins verstärken, indem sie den Rezeptor aktivieren, sind z. B. Pramipexol, Ropinirol und Rotigotin. Auch für diese Wirkstoffe gilt, dass die Einnahme nach der Uhr erfolgen muss, um stets einen gleichbleibenden Wirkspiegel zu haben. Insbesondere zu Beginn der Therapie kommt es häufig zu Kreislaufproblemen, Störungen im Bewegungsmuster und einer erhöhten Sturzgefahr, Halluzinationen und Tagesmüdigkeit.

Bei Rotigotin TTS muss einmal täglich, alle 24 Stunden an den Wechsel des wirkstoffhaltigen Pflasters gedacht werden. Wie bei allen anderen wirkstoffhaltigen Pflastern auch, sollte die Haut trocken, fettfrei und unbehaart sein, bevor das Pflaster aufgeklebt wird. Das Pflaster kurz mit der flachen Hand andrücken, damit die Klebefläche perfekt anliegt.

Die Dopaminagonisten wie Ropinirol, Pramipexol, Rotigotin werden als Monotherapie vor allem bei jüngeren Parkinsonpatienten eingesetzt. Wenn die Erkrankung weiter fortschreitet, kommt dann L-Dopa mit einem Decarboxylasehemmer dazu.

Auch die beiden MAO-B-Hemmer Selegelin und Rasagilin, die nur im Frühstadium Effekte zeigen, werden in der Regel mit L-Dopa plus Decarboxylasehemmer kombiniert. Ähnlich ist das auch mit dem COMT-Hemmer Entacapon, der nur als Bestandteil einer Kombinationstherapie verordnet wird.

COMT bedeutet Catechol-O-Methyltransferase. Dieser Wirkstoff verhindert den Abbau von Dopamin sowohl in der Peripherie als auch im Gehirn. In der Regel werden COMT-Hemmer stets in Kombination mit L-Dopa gegeben.

Psychische und neurologische Erkrankungen
Antiparkinsonmittel: weitere Angriffspunkte

Blockade der Glutamatrezeptoren

Wirkstoffe: NMDA-Rezeptorantagonisten
→ Amantadin, Budipin

Hemmung der Acetylcholinwirkung

Wirkstoffe: Anticholinergika → Biperiden

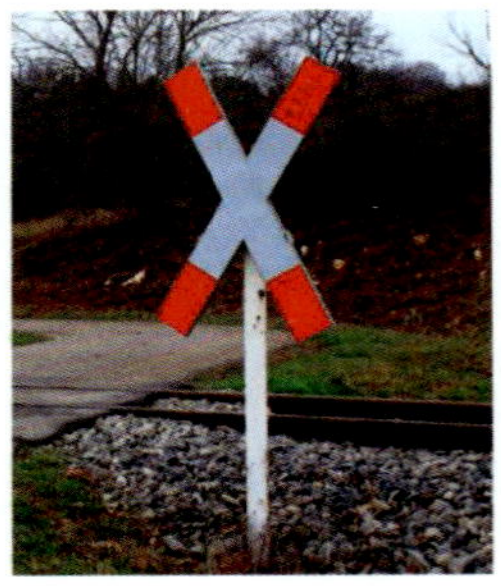

Psychopharmaka | © Deutscher Apotheker Verlag 31

Angriffspunkte von Antiparkinsonmitteln

Um die beiden Neurotransmitter Glutamat und Acetylcholin, die bei der Parkinsonerkrankung in zu hoher Konzentration im Gehirn vorhanden sind, zu entkräften, kommen Amantadin oder Budipin zum Einsatz. Die Wirkstoffe blockieren den NMDA-Rezeptor, sodass das Glutamat unverrichteter Dinge abprallt. Dieser Rezeptor öffnet, sobald Glutamat an ihn bindet, in der Zellmembran einen Ionenkanal. Durch die Verschiebung von Ionen kommt es zur Weiterleitung von Erregungsprozessen.

Wegen der unerwünschten Arzneimittelwirkungen – viele Patienten haben Schlafstörungen, Albträume oder entwickeln Halluzinationen – sollte Amantadin möglichst nicht nach 16 Uhr eingenommen werden. Bei den vegetativen Nebenwirkungen ist vor allem der Harnverhalt zu nennen.

Biperidin blockiert den Acetylcholinrezeptor. Auch Acetylcholin hat Aufgaben in der Erregungsweiterleitung. Vor allem bei älteren Patienten sind unter der Einnahme jedoch die anticholinergen Nebenwirkungen, wie Verwirrung, Blasenfunktionsstörungen, Mundtrockenheit, Schwindel, Sturzrisiko, Halluzinationen und Herzrhythmusstörungen häufig zu beobachten.

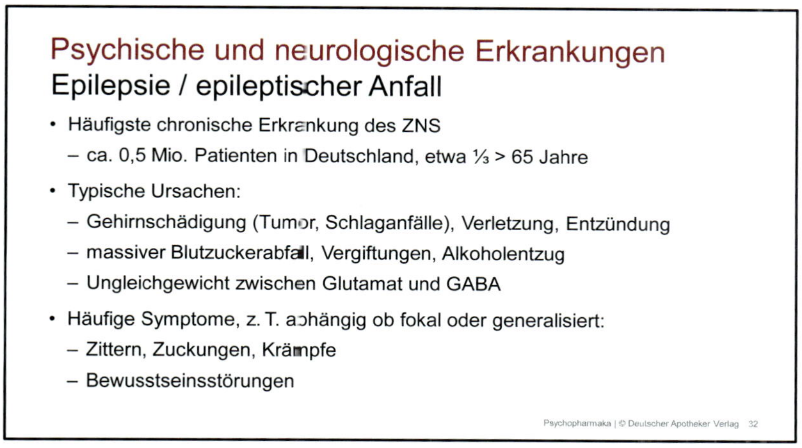

Epilepsie und epileptischer Anfall – Krankheitsbild

Epilepsie ist die häufigste chronische Erkrankung des zentralen Nervensystems. Etwa eine halbe Million Menschen sind in Deutschland aktuell daran erkrankt, davon 40 % im Kindesalter. Die Wahrscheinlichkeit, im Laufe des Lebens einen epileptischen Anfall zu erleiden, liegt zwischen 2 und 5 %. Bei einmaligem Anfall spricht man nicht von Epilepsie, erst bei mehrfachem Auftreten. Ein Drittel der Epilepsie-Diagnosen werden bei Patienten in einem Alter über 65 Jahre gestellt. Die Gründe hierfür sind meist Vorerkrankungen. So wird in der ersten Woche nach einem Schlaganfall bei etwa 6 % der Patienten ein epileptischer Anfall beobachtet. Neben Schlaganfall und Durchblutungsstörungen sind Tumorerkrankungen oder die Folgen von Unfällen sowie schwer verlaufende Infektionen mit Beteiligung des Gehirns, wie z. B. Meningitis, weitere häufige Ursachen für epileptische Anfälle. Beim Entzug von Alkohol und Drogen treten ebenfalls oft epileptische Anfälle auf.

Man unterscheidet grundsätzlich zwei Anfallsarten: generalisiert – hierbei ist das gesamte Gehirn von dem Anfall betroffen – oder fokal. Bei fokalen Anfällen findet der Anfall in einer speziellen Hirnregion statt, wie zum Beispiel dem Frontallappen. Die Symptome fallen je nach betroffener Hirnregion unterschiedlich aus und reichen von kaum spürbaren kurzen Wahrnehmungs- und Aufmerksamkeitsstörungen über Zittern, Zuckungen, Krämpfe bis hin zu Bewusstseinsstörungen. Wenn große Teile des Hirns betroffen sind, kann es auch zum Beißen auf die Zunge, unkontrolliertem Harnverlust und extremen Tiefschlafphasen kommen.

Während des Anfalls ist das Verhältnis der beiden Botenstoffe Glutamat und Gamma-Hydroxybuttersäure zugunsten von Glutamat verschoben. Glutamat gehört zu den anregenden Neurotransmittern, weshalb es zu einer überschießenden Erregungskaskade im Gehirn kommt, die sich in einem Anfall äußert.

Psychische und neurologische Erkrankungen
Anfallssuppressiva (Antiepileptika)

- Mehr als zwei Anfälle/Jahr → Dauertherapie, wegen besserer Wirksamkeit oft Kombinationstherapie
- Regelmäßige Einnahme
- Wirkstoffe: Carbamazepin (fokal), Phenytoin (fokal), Valproinsäure (fokal und generalisiert), Lamotrigin, Pregabalin
- Nebenwirkungen: Sedierung, Schwindel, Magen-Darm-Beschwerden, Allergien, bei Phenytoin zusätzl. Zahnfleischwucherungen
- Viele Wechselwirkungen mit anderen Arzneimitteln bekannt

Psychopharmaka | © Deutscher Apotheker Verlag 33

Anfallssuppressiva (Antiepileptika)

Epileptische Anfälle treten spontan auf und sind in der Regel von kurzer Dauer. Lediglich beim Status epilepticus kommt es zu einer so schnellen Aufeinanderfolge von Anfällen, dass diese sich überlagern.
Da epileptische Anfälle Verletzungen und Stürze zur Folge haben können, versucht man, epileptischen Anfällen vorzubeugen. Die Diagnose „epileptischer Anfall" wird heute wesentlich differenzierter als noch vor ein paar Jahren gesehen. So tritt gerade bei Erwachsenen oft nur einmal eine solche neurologische Störung auf. Nicht immer steckt tatsächlich eine Epilepsie dahinter. Deshalb sprechen Experten nicht mehr von Antiepileptika, sondern von Anfallssuppressiva, also den Anfall unterdrückenden Wirkstoffen. Das heißt, diese Wirkstoffgruppe setzt die Krampfschwelle herauf, die Nervenzellen sind weniger leicht erregbar. Dies führt auch dazu, dass sich der Anfall nicht so schnell ausbreiten kann. Dazu stehen eine Reihe von Arzneistoffen zur Verfügung, unter anderen Carbamazepin, Phenytoin, Valproinsäure, Lamotrigin und Pregabalin. In vielen Fällen ist eine Kombinationstherapie notwendig, um eine ausreichende Anfallsprophylaxe zu gewährleisten. Wenn das auch für Ihre Patientengruppe sicher weniger von Belang ist, Anfallssuppressiva haben einen teratogenen Effekt, können also das ungeborene Leben schädigen. Deshalb wurde zum Beispiel für Valproat eine spezielle Patientenkarte entwickelt.

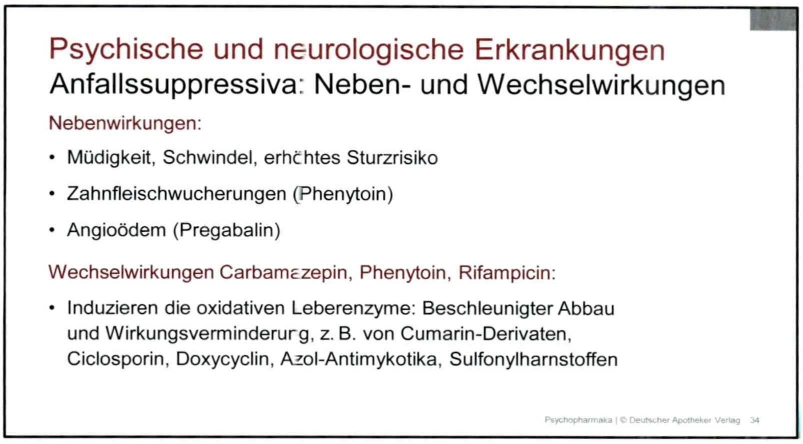

Neben- und Wechselwirkungen von Anfallssuppressiva (Antiepileptika)

Anfallssuppressiva machen müde und verursachen häufig Schwindel, was bei älteren Patienten ein erhöhtes Sturzrisiko mit sich bringt. Außerdem lösen sie Magen-Darm-Beschwerden aus und es sind zahlreiche allergische Reaktionen beschrieben. Bei einer Behandlung mit Phenytoin kann es zu Zahnfleischwucherungen kommen, die regelmäßig behandelt werden müssen. In seltenen Fällen kann es bei entsprechend disponierten Patienten unter Pregabalin zu einem Angioödem kommen. Falls Schwellungen im Gesicht, Mund- oder Rachenraum auftreten, informieren Sie sofort einen Arzt. Es besteht Erstickungsgefahr.

Auch zahlreiche Wechselwirkungen mit anderen Arzneimitteln macht diese Wirkstoffgruppe nicht einfach in der Handhabung. Vor allem die Ankurbelung des Leberstoffwechsels durch Carbamazepin, Phenytoin und Rifampicin muss beachtet werden. Diese Wechselwirkung zieht eine deutliche Wirkungsverminderung bei einer Reihe von Wirkstoffen wie Blutverdünnern vom Cumarintyp (z. B. Marcumar, Phenprocoumon), dem Immunsuppressivum Ciclosporin, das zum Schutz vor Transplantatabstoßung eingenommen wird, oder auch Antiinfektiva nach sich. Deshalb führen wir in der Apotheke einen sogenannten Interaktions-Check durch, damit wir möglichst schon im Vorfeld eventuelle Wechselwirkungen erkennen können und gegebenenfalls durch Austausch sowie Anpassung von Dosis und Verabreichungszeitpunkt Folgen für den Patienten vermeiden zu können.

Aber auch Anfallssuppressiva können durch andere Arzneimittel wie z. B. Antazida beeinflusst werden. So raten wir deshalb zum Beispiel bei Gabapentin einen zweistündigen Abstand zwischen der Einnahme des Magenmittels und dem Anfallssuppressivum.

Psychische und neurologische Erkrankungen
Notfall Status epilepticus

- Notfall
- Patienten betreuen
- Notarzt rufen
  - Behandlung mit Diazepam oder Clonazepam i. v. durch Arzt
  - evtl. zusätzlich Phenytoin als Infusion unter engmaschiger Kontrolle

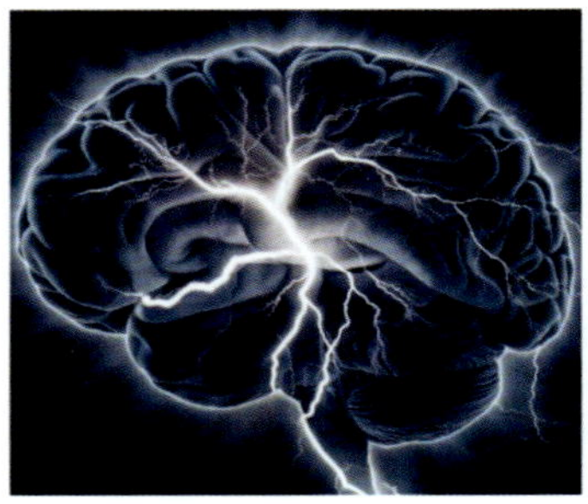

Psychopharmaka | © Deutscher Apotheker Verlag 35

Notfall

Von einem Status epilepticus spricht man, wenn entweder ein Anfall sehr lange andauert oder aber viele Anfälle ganz kurz hintereinander eintreten. Der Patient reagiert nicht mehr auf seine Umwelt und kann auch das Bewusstsein verlieren. Zudem sind auch andere Körperfunktionen durch einen solchen Anfall gestört und können massiv entgleisen. Der Status epilepticus ist ein medizinischer Notfall, weshalb sofort ein Notarzt gerufen und der Patient bis zur ärztlichen Versorgung betreut werden muss. Zur Behandlung werden intravenös Diazepam oder Clonazepam gegeben und falls dies nicht ausreicht unter stationären Bedingungen Phenytoin oder andere Anfallssuppressiva über einen längeren Zeitraum als Dauerinfusion.

Psychopharmaka
Zusammenfassung

- Psychische Erkrankungen vielfältig
- Therapiepläne individuell
- Regelmäßige Einnahme
- Zu Beginn der Therapie besonders bei Patienten mit Suizidgefährdung engmaschige Kontrolle
- Langsam starten, langsam steigern
  - Geduld aufbringen bis vollständiger Wirkungseintritt
  - Nebenwirkungen beobachten, evtl. sich verstärkende Nebenwirkungen bei Therapieumstellung im Blick haben

Psychopharmaka | © Deutscher Apotheker Verlag 36

Zusammenfassung

Das war heute ein sehr komplexes Thema. Psychische Erkrankungen sind individuell oft sehr unterschiedlich in ihrem Verlauf, was sich auch in der Therapie widerspiegelt. Gerade psychisch kranke Patienten brauchen unsere ganze Aufmerksamkeit, weil sie sowohl wegen ihrer Erkrankung als auch wegen der zahlreichen Nebenwirkungen ihrer Arzneimittel besonders gefährdet und belastet sind.

Die Therapie bei älteren Patienten sollte stets langsam starten und jede Steigerung ebenfalls langsam vonstattengehen. Hier heißt es, Geduld und Ruhe zu bewahren. Die Nebenwirkungen treten schon nach ein paar Tagen ein, die Wirkung aber oft erst nach zwei bis drei Wochen. Da bei Antidepressiva dann zumeist die antriebssteigernde Wirkungskomponente als erste greift, halten Sie vor allem bei suizidgefährdeten Patienten die Augen auf. Überhaupt sollten während dem Beginn oder auch der Umstellung von Therapien bei Patienten, die Psychopharmaka einnehmen, die Nebenwirkungen, die auch erst durch eine Wechselwirkung in Erscheinung treten können, genau beobachtet werden. Diese Beobachtungen erleichtern auch dem Arzt die Dosisfindung – nämlich nur so viel wie nötig bei gleichzeitig möglichst geringen Nebenwirkungen. Bei allen Arzneimitteln ist die regelmäßige Anwendung ein wesentlicher Faktor für die Wirkung. Bei Psychopharmaka ist die regelmäßige Einnahme doppelt wichtig, weil bereits kleinste Veränderungen der Konzentration von Neurotransmittern zu massiven Kommunikationsproblemen zwischen den Nerven führen können.

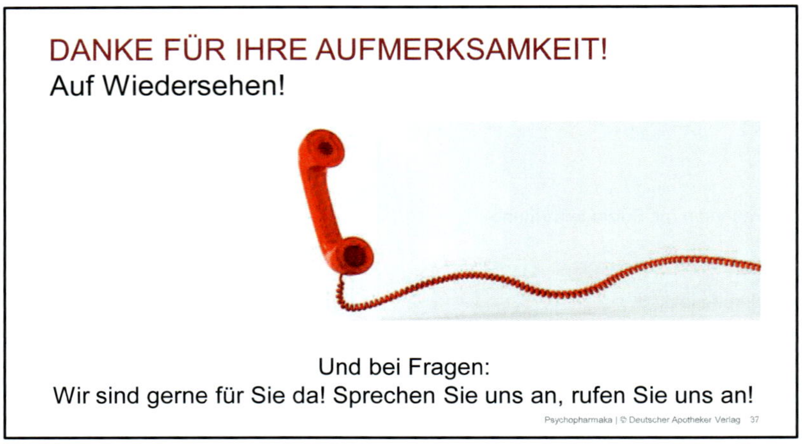

Vielen Dank für Ihre Aufmerksamkeit. Falls Sie Fragen zu den Arzneimitteln und Nebenwirkungen haben oder Sie auftretende Symptome bei Ihren Patienten nicht einordnen können, dann wenden Sie sich bitte jederzeit an uns. Wir helfen den Patienten gerne bei der Bewältigung der Krankheit und Ihnen bei der Versorgung der Bewohner Ihrer Einrichtung.

Bildnachweis und Literatur

Folie 2: ©Generative AI/stock.adobe.com
Folie 5: ©Deutscher Apotheker Verlag
Folie 15: ©Eileen Kumpf/stock.adobe.com
Folie 16: ©Benjavisa Ruangvaree/stock.adobe.com
Folie 24: ©Gevorg/stock.adobe.com
Folie 25: ©Keattipoom/stock.adobe.com
Folie 29: ©Deutscher Apotheker Verlag
Folie 30: ©Suppachok N/stock.adobe.com
Folie 31: ©Horst Bingemer/stock.adobe.com
Folie 35: ©Leonardo/stock.adobe.com
Folie 37: ©peterschreiber.media/stock.adobe.com

ABDA-Datenbank. http://abdata.de/datenangebot/abda-datenbank/, Zugriff 04.09.24

DGBS. Verlauf der Bipolaren Störung. https://dgbs.de/bipolare-stoerung/verlauf, Zugriff 16.10.24

Geisslinger G, Menzel S, Gudermann T. et al. Mutschler Arzneimittelwirkungen. 11. Aufl., Deutscher Apotheker Verlag, Stuttgart 2020

Räth U, Kamann F. Arzneimittellehre für Altenpflegeberufe. 4. Aufl., Wissenschaftliche Verlagsgesellschaft Stuttgart, 2015

Schäfer C, Liekweg A, Eisert A. Geriatrische Pharmazie. Deutscher Apotheker Verlag, Stuttgart 2015

Strehl E, Speckner W. Arzneimittel in der Pflege. 9. Aufl., Avoxa Mediengruppe, Eschborn 2020

Die Autorin

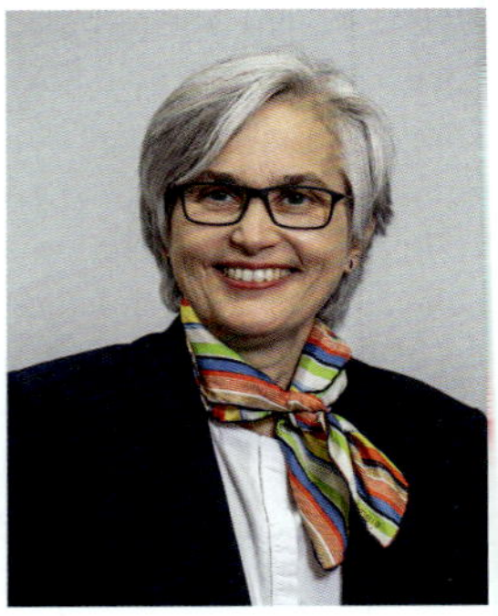

Dr. rer. nat. Constanze Schäfer, MHA (geb. 1966); 1987–1992 Studium der Pharmazie, Johannes Gutenberg-Universität, Mainz; 1993 Approbation; 1995–1997 Volontariat, Govi-Verlag, Eschborn; 2008 Promotion in Pharmaziegeschichte, Heinrich-Heine-Universität, Düsseldorf; 2010 Abschluss Master of Health Administration (MHA), Universität Bielefeld; 2012 Zertifikat „E-Learning-Moderatorin und -Gestalterin", Universität Hamburg. Seit 1999 Abteilungsleiterin für den Bereich Aus- und Fortbildung bei der Apothekerkammer Nordrhein, Düsseldorf. Autorin beim Deutschen Apotheker Verlag. Erschienene Werke sind unter anderem „Geriatrische Pharmazie" (als Mit-Herausgeberin, 2015), „TOP 60 Hilfsmittel und Medizinprodukte" (2017), „Pädiatrische Pharmazie" (als Mit-Herausgeberin, 2019), „Paket Pflegeschulungen" (2024) sowie „Ausbilden in der Apotheke" (2023).